自由こそ治療だ

イタリア精神病院解体のレポート

Freiheit heilt
Sil Schmid

ジル・シュミット
半田文穂 訳

新装改訂版

社会評論社

自由こそ治療だ——イタリア精神病院解体のレポート

訳者序にかえて

今日のわが国の精神医療は、関係者自らの手で主体的にどのように展開すべきか、を再度問わなくてはならない状況にあると思われます。一九六〇年代のマスコミによる「悪徳」精神病院の糾弾にはじまる、精神神経学会等にみられた改革への情熱も最近ではやや忘れられつつある折、宇都宮病院等にみられるように、再び精神病院問題がマスコミに社会問題として登場するようになってしまいました。この二〇年間にわたる私たちの努力は一体何であったのでしょうか。

残念ながら、私たちはこれまでの状況を総体として肯定的には評価できないのではないか。というのは日本の精神医療の水準を規定するのは、何といっても病床数の圧倒的多数（九〇

％近く）を占めている私立病院であり、その病院構造は宇都宮病院だけが全く異なるというものでは決してないからです。法的に他科よりも低水準にあるスタッフ数にもかかわらず、多くの私立病院に慢性的にみられる治療スタッフの不足（雇用する意志があるにしろ、ないにしろ）、及び慢性の定床超過、これだけをとってみても、精神医療水準を著しく悪いものにしているといってよいと思います。つまり、宇都宮病院は特殊である、とした日本の私立病院の多くが加盟している日本精神科病院協会の声明（一九八四年四月）にもかかわらず、現在の私立病院は程度の差こそあれ、その構造に類似性を見出すのです。

一九六七年、イギリスのＤ・Ｈ・クラークも指摘したように、それまでのわが国の精神病院は僻地に偏在し、巨大化する傾向をもち、その構造を規定しているものは、経営的病院運営による閉鎖的拘禁性でした。そしてこの傾向は病棟の若干の開放化及び患者の人権への配慮等の方向をもちつつも、八〇年代に入っても大きな変化をきたすことはなかったのです。

ところが欧米の経済先進国同様、日本が七〇年代のオイルショック以来低成長経済に入らざるをえなくなるに従い、次第に国家予算も社会福祉関係の削減を図り、医療費も抑制を受けざるをえない状況が生じてきました。精神科においても当然のごとく、政府厚生省は縮小を求め、そこで施策として登場したのが「中間施設」構想であり、統合失調症を主体とした、安定化した慢性患者を中間施設へ移すことで病床数を減少させようとするものです。これは現在の所、様々な政治的駆引きの中で決定打として成立していません。しかし、いずれにせよ、現在の三四万床を二〇万床程度にし、医療を大幅に切りつめようと計画しているのではないでしょうか。

そのため、これを至上命令とするなら、今後は私立病院を、主としてスタッフ等を条件とした医学管理及び標準料金制等をテコに、高度の医療水準（他科なみのスタッフ等）の短期集中治療病院と、医療をほとんど必要としない、安上りの中間施設的なものとに分極化し、病院を減少する方向に進展していくものと思われます。

これからのわが国において、根底にこのような精神医療の再編合理化が進もうとする中で、宇都宮病院等にみられた私立病院の治療施設としての劣悪さを点検しながら、精神医療関係者がこれらの現実にどう対応すべきかを主体的に模索すべきでありましょう。

そのために私たちは実践の場で、これまでの伝統的精神医療ないしは医学が果たした役割を何とかのり越えなくてはならないのではないか。この意味で六〇年代に登場し、精神医療関係者にショックを与え、そして今また過去のものとして忘れ去られようとしている反精神医学の試みを、もう一度みなおす必要があろうかと思います。

これまでの日本における反精神医学の紹介の多くは英米圏のものが多く、本書にみられるようなイタリアの経験については皆無でした。ただ時折バザグリアという名が登場しましたが、日本の高名な教授の一人はその内容を単純化して、「政治精神医学」の名のもとに切り捨ててしまいました。日本の精神科の多くの先生方も、多くの学会にみられるように、「純粋」学問を好まれますので、その切り捨てでこと足れり、とされてしまっているのではないか、と思われます。

しかし、本書をご覧頂ければおわかりのように、「政治主義」というレッテルを貼ることでこと足れりとするような考えには、決してなじまない内容を、イタリアの経験は私たちに教えてくれます。つまり、彼らの医療運動の中には、人間は常に悩める存在であり、悩める存在とその周囲にいる人々とが信頼の輪でつながっていく世界をいつも見出すのです。そしてこのことが恐らくイタリアの精神医療改革の中心的役割を担ったバザーリアの窮極的に追求したテーマではないか、と訳者には思われます。

では、そのような世界をどのように形成していくか、これには様々な道のりが考えられますが、イタリアではその歴史性を利用し、地域との結びつきを強める中で、精神医療改革を社会改革の一環としていきました。

このことについては本文に、様々なかたちで生き生きと描写されています。従ってここではこれ以上ふれません。そしてそれは一九七八年多くの抵抗に打ち勝ち、みごとに精神病院廃絶をうたう法律一八〇号に結実していったのです。その後この法律はイタリア全土に実行されるはずでした。だが残念ながら、必ずしも、その字句通り展開することになりませんでした。

そして最近このようなイタリアの精神医療運動に対し、いくつかの批判が加えられるようになりました。その多くは、主として南イタリアにみられる悲惨な精神病者の実態に関しての再度の法律の改訂の問題であり、もう一つはこれを推進した故バザーリア（一九八〇年死去）の理論に関するものです。

もともとイタリアの伝統的精神医学を信奉してきた、大学を含む精神科医はこの運動そのものに反対してきたわけですから、当初より批判的なのは当り前ですが、この法律に賛成した政党のうち、共産党を除く政党がすべてこの法律の改悪をねらう始末です。また医療運動が活発な北イタリア以外の地区の人々や患者家族も、おおよそそれに同調しているようです。

M・ジョーンズの治療共同体を展開して壁につきあたったイギリスでは、当初イタリアの医療運動を輝ける星の如くみていたのですが、最近精神医学雑誌に二篇の批判論文が登場し、イタリアの運動の終焉ないしは挫折を決めつけました。

この二論文に共通していることは、病院廃絶をうたった法律一八〇号に問題があり、いかにイタリアの精神医療が悲惨な状態に陥ったかを述べていることです。従ってこのような法律をつくり出すのに中心的役割を担ったバザーリアの理論に誤謬があるのだ、ということになります。

そのうちの一人、K・ジョーンズ（イギリス）等は一九七八年の法律の成立以前と以後にイタリアの医療状況を比較し、これまでの英米の論者とは逆の結論、すなわち入院者はそれほど減少せず、社会へ出た患者たちは自由とはほど遠い状態にあり、元患者の死亡あるいは家族の自殺等非常に高価な代償を払っている。結局精神病院を廃絶したのはよいが、すでに英米で経験ずみの受け皿の無さがイタリアにおいても致命的問題である、従って失敗に終ったのだという結論に導くのです。

もう一人のR・パペスキ（イタリア）は前者と法律の施行後の結果に関しほぼ同じ評価をしながら、バザーリアの理論的展開について批判しています。すなわち、バザーリアの所説を、①精神医学に関するもの、②精神病に関するもの、③治療論に関するものに分けて批判しました。

①はバザーリアがこれまでの精神医学の成果を無視し、精神病の過程をとりあげず、結果のみを重視し、その成因に関し社会的因子のみに重点を置いたこと。②は社会的因子のみに重点を置き、それも暴力や偏奇ということで規定したが、精神病の成因はそんな単純なものでなく、もっと愛とか、本能とかが関係する複雑なものであり、それらは経済原則などで左右されるようなものではない。経済的要素などは所有本能に還元できる。③は病者が自己の排除への洞察を得て、状況を拒否するようになり、治療論を政治行為論に置きかえてしまっている。精神病院が監禁機能や患者の同一性破壊を担っているなどとするのは極端化しすぎる。そしてバザーリアは弁証法において反定立でとどまり、止揚することをしない、としたものでした。

ところで以上の批判がはたして正当なものといえるでしょうか。

現状のイタリアの精神医療に関する事実認識は後述するいくつかの点を除けば、およそ正しいとするとしても、バザーリアの所説に対する批判は基本的に以下の点から成り立っているといっても、過言ではないと思われます。すなわち、①これまでの精神病院内における患者に対する伝統精神医学の無効から出発するバザーリア思想に対する偏見、②イタリアは社会主義でもあり、中間層が体制を支配しているとか、バザーリアは反定立しか提出しないなどという批判にみられる、政治・経済・社会及び弁証法に関する基本的無理解、③精神医療運動論の視点の皆無です。

ここではその個々にわたって批判する余裕はありませんが、本文を読まれればおわかり頂けると思いますので、ただ訳者なりの基本的視点についてのみ言及したいと思います。

批判者が冷徹な客観性を追求していくことはことのほか大切なことだと思いますが、どのような立場でそれを追求しているかがもっと大切なのです。先に述べましたように、訳者流の読みこみがあるかもしれませんが、バザーリアの窮極の考えは、人間がすべて悩めるものとしてあるなら、そして病者がそのある現われとするならば、病者が社会の中で自己の悩みを解決していくのが自然ではないか、そのために病者を含めた社会が互いに信頼の輪をつくる以外に方法はないのではないか、ということだと思うのです。もしこの考え方に立つとすれば、イタリアのこれまでの精神医療ないしは医学が果たしてきた役割を、根底からつき崩すことを考えなければならなくなります。そうなればパペスキによる批判が正当な評価とは決して言えないのです。

そして彼の批判すべき対象は、受け皿としての精神医療運動の末端までの不徹底及び財政不足を含めたいくつかの問題が残るとしても、バザーリア思想それ自身ではなく、法律をその財政基盤固めを含めて実行する努力をすべき行政、またバザーリア等が建設していった医療運動を特に大都市や南部地区で継承する努力をすべき精神医療関係者、そして精神病に対する偏見をとり去り、医療関係者とともに改革に努力すべき家族及び地区住民なのです。

以上バザーリア理論についての訳者なりの評価を含めて反批判を行いましたが、法律一八〇号に関する事実認識について誤解のないよう、いくつかの点を問題にしておきましょう。①この法律は精神病院にかわる施設を考えていなかったと主張するのですが、バザーリアたちが実現したように、ネットワークをつくり、一般病院に一五ベッドを設け、地区の精神衛生センターを中心とし、患者を地区内に住まわせてケアするということを当然考えておりました。②他の国と比較し、ベッド数が少なすぎる、入院日数が少なすぎる、という評価をしていますが、これとても地域ケアということを前提とすれば当然の帰結で、そもそもこのような比較をもち出すことが無意味でありましょう。③精神衛生センターのシステムはそもそも法律以前にできていたではないか、と批判しますが、これも法律以前にバザーリアたちが様々に努力をし、地域の実践を通して展開していった結果を全く忘れているのです。

このように精神医療運動についての、これらの論者の全くの見識のなさに驚かされるのですが、すでに若干ふれましたが、バザーリア等が法律制定を急ぎすぎたきらいがなくもないことをつけ加えておきたいと思います。つまり、大都市及び南イタリアでの運動の展開が不徹底であり、イタリアの経済事情と関連して精神衛生センターを中心とするネットワークを支える財政不足の問題は、病状の「危険性」での強制入院を認め、精神病院の再開を意図する法律の改悪が、現在のイタリアの政治情勢にみられることを考えると、致命的となる可能性をもっていると思われます。

ところで以上のような問題をもちつつも、イタリアでの経験は私たちにわが国の精神医療に関し、様々な提案をしているように思われます。ここに訳者なりの受けとめ方を簡単にお話しをし、拙文を終りたいと思います。

はじめにも述べましたように、今後ますます日本社会が管理化（例えば国民総背番号化）されていく状況の中で、医療費の削減をもとに精神医療の安上りの再編合理化が浸透することは確実でありましょう。そしてその中心的役割を担う私立病院も高度の「医療」をもつ病院と中間施設的なもの（ないしはその混合型）に分極化していくことでしょう。当然のことながら、私立病院はこの分極化の中で自らの存立を問われていくものと思われます。その際この分極化を逆手にとって、自らを存立させるのにもっとも確実な方法は、今後利潤追求としての病院経営は割に合わないことを確認して、イタリアの経験にみられるように、地域に根を深くおろしていくことだと訳者には思われます。

ところが残念なことに、この確実であるべきはずの地域に基盤をもつということほど、もう一方でわが国の精神医療にとって困難な課題はありません。これまでは地域に基礎を置くということは、ただ「危険性のある」病者を入院させることであり、むしろそれほどむずかしいことではありませんでした。しかし、これからの地域に基盤をもつということは、病院の開放化を含めて、地域への解放化を図ることでなくてはならないからです。それに対し様々な問題が待っています。中でももっとも大きな問題は排除の構造に関するものです。私たち自身の心の中にある異物に対する排斥の心の問題であり、それを利用しようとする人々の存在の問題です。そのために精神障害者に対する家族や住民の偏見を、本文のトリエステの経験ほどにはうまくいかないまでも、精神医療関係者や保健所を含む行政がとり去る努力をしていかなければならないと思います。そしてトリエステの経験でみられたように、様々な契機を利用して地域住民との接触を図っていく努力をしなくてはならないと思います。

その一方で病院内の管理的構造をあらためていくこと、患者の人権を含む様々な問題を解決していくこと、つまり院内の民主主義化を徹底させていくことに努力を払うのはもちろんでありましょう。

こうしてこれらの問題を追求していくことは非常に困難なことでしょうが、必ずや日本の精神医療の中心的役割を担う私立病院の存在を確かなものにすることに違いありません。また公立病院においてはもちろん言うまでもないことであります。

拙文を終るにあたって、本書が日本の精神医療に主体的にとり組んでいる皆さんの目にとまり、何らかの自らの日常の活動に示唆を与えるものがあるとすれば、本書を訳した者にとってこれ以上の喜びはありません。

一九八五年夏

訳者

自由こそ治療だ・目次

第一章 トリエステ精神病院の解体

一九七七年一月、雨の月曜日の午後のことであった。サン・ジョヴァンニ庭園にあるトリエステ精神病院は訪問者でごったがえしていた。記者たちはすぐとり出せるメモ帳をもって入りくんだ道をゆっくりと歩き回っていた。テレビ取材班はカメラを反ファシズムの標語が書いてある壁の前にすえた。病棟の前にある広場では討論する男女――記者、県知事、看護者、患者、政治家――の輪ができた。

彼らは皆、キリスト教民主党のトリエステ県代表のミケーレ・ザネッティが記者会見を準備したためにやってきたのだ。トリエステの精神医療の責任者が記者を呼んだ場合、その反響は絶大である。というのはザネッティは世界中でもっとも傑出した、またもっとも物議をかもした精神科医の一人であるフランコ・バザーリア——一九二四年ベニス生まれ、彼の指導で有名になったゴリツィア精神病院の前院長で、一九七二年以来トリエステ県立精神病院の院長——の上司であるからだ。彼は午前中県庁の大ホールの並いる人々に次のようなニュースを発表していた。「われわれは秋にこの病院を閉鎖する、トリエステ精神病院はその門を閉じるのである」と。

病院閉鎖のニュースはまずは混乱をまき起こした。記者ばかりでなく、病院の職員や患者にまで混乱をまき起こしたのだ。だが彼らはバザーリアが着任して五年間、そういう驚きには慣れていたし、数カ月来すでに院内では、もちろん漸次的閉鎖の話がかわされていた。

それにもかかわらず病院閉鎖の時期に関する公式発表は、不安、疑問、危惧をひき起こし、記者団にはこの冬の午後さらにもう一つのジレンマが加わる。つまり、「気狂い」のレッテルを貼られ、病院に押し込まれた人々との不慣れな出会いである。

記者はそれぞれの病棟の開かれたドアから足を踏み入れ、明るい廊下を見回す。寝室やデイルームで病棟の人々——誰が看護者、患者、医師であるかはっきりしない——と思われる男女に出会う。

不安定さ。あらゆる人々がこそこそとお互いをさぐり合う。記者の一人は、「恥ずかしい限りだ、もう処置なしだ、今ここで誰が患者で、誰がちがうのか」と述べている。同僚の左翼紙〈マニフェスト〉のジョヴァンニ・フォルティは夕刊の記事に、「私は記者会見の二時間のあいだ、目を輝かせながら何回も発言していた人が絶対に患者であり、またかつて記者であったと確信している」旨を書いている。

サン・ジョヴァンニで記者団が面くらうのはトリエステの人々には珍しいことではなかった。というのはフランコ・バザーリアとその仲間がさかネジをくらわせるためだ。ショック療法で治療するのは患者でなく、いわゆる健常者であるのだ。彼らの使うショックとは自由ということである。「自由こそ治療だ」と病院の壁に赤い大文字で書いてある。だが、それが「内部」にいる患者の問題だと思う人がいるとすれば、それは間違いである。「自由」というショックは「外部」にいる人々にも不安をひき起こす。バザーリアは語っている。「私たちが数年前病棟を開放し、患者を外出させたり、住民を病院に招待したとき、街全体は恐慌に陥った。そのために当時、街は『精神医療』という現象に直面することになった」。

すでに説明したように当時のバザーリアにとっては、精神病院のヒューマニズム化ではなく、その廃棄が目標であった。この計画の理論的裏付けは伝統的精神医療のラジカルな批判者であるバザーリア、その妻フランカ及び彼らの同僚によってすでにゴリツィアで練られており、バザーリアの著作（『施設の否認』や『精神医療とは何か』）で発表されていた。ところでトリエステではゴリツィアと違って、彼には権限のある県知事の支援があった。ザネッティは一九七五年誇り高く県の刊行物で次のように明言した。いかにして人々の解放、すなわち病者の社会復帰の現実的方法を具体的に実行しえるかを、トリエステは示したのだ、と。しかしながら一九七三年一月の記者会見の二日後、ザネッティの県当局は突如辞職してしまった。バザーリアのトリエステへの招請の責任を負う、この進歩的なキリスト教民主党員は県当局ともども退陣したのだ。バザーリアが就任する以前からキリスト教民主党保守派とザネッティ支持の進歩派との間にくすぶっていた確執はもはやぬきさしならぬものであった。その後任は社会党ルツィオ・ゲルジ率いるジュンタ左派が引き継ぐ。その就任後まもなく新たなトリエステ精神医療の責任者も、バザーリアと彼の「施設否認」の政策をバックアップすることを保証した。

トリエステにおける精神医療には進歩的伝統があった。サン・ジョヴァンニの設立者たちは一八九六年新病院設立計画の際、すでに意見を一致させていた。つまり、トリエステを当時領土としていたオーストリア―ハンガリー帝国の模範的な超近代的精神病院を建設しようとしたのだ。それは古典的で典型的〈ハプスブルク―黄色〉の漆喰が塗られているとはいえ、建造物全体はいまなお現代的といってよい。二〇ヘクタール以上の大きな庭園の中に十いくつの邸宅と園亭がある。そのうちの大きなものは一九〇〇年、世紀の変わり目に「神経病者」を収容するためにヨーロッパの各都市の郊外に建てられた荒けずりの王宮と似ているところがあった。サン・ジョヴァンニ庭園の小さな園亭には居心地のよい数家族用の住宅がある。また、バザーリアとその同僚たちの「施設化を越えて」という実践にとってそれはことさら都合よかった。

この経過に約六年がついやされた。具体的にはそれは五段階に分けられる。開放化には二つあり、一つは病院内部の開放であり、もう一つは外部社会への開放である。

内部の開放とは、閉鎖病棟全体が一歩一歩開放され、管理体制全体が払拭され、すべての鍵がとり去られることである。そして保護衣にはじまって、ショック療法、強制投薬に至るすべての抑圧的治療法が廃棄されることであった。

外部社会への開放とは、鉄格子、垣根、鍵のかかるドア全部が消え、鍵は患者に委ねることである。そして患者がいつでも院内から出られ、市民がいつでも入ることができ、他の公共施設と同様、院内で自由に動き回れることであった。

内部の開放と並行して、院内では入院患者、医師、看護者の会議が開かれる。というのは開放化は必然的にあらゆる患者相互の関係の変化を伴うものであるからだ。この変化とそれによって起こる危険を克服するため、この過程にかかわるすべての人々の強力なコミュニケーションが不可欠である。全体会議がその適切な補助手段であることは明白となったが、唯一のものではない。強力なコミュニケーションとは二人、あるいは数人、あるいは会議の場で、管理されていない言葉で話し合いを重ねていくことであった。

外部への開放化はなおさらむずかしかった。というのは外部への開放とは、この場合、病院と住民との関係を改革することであるからだ。だが、この関係は双方にとってはじめから重荷であった。「内部のもの」にとっては「外部で」彼らを僻地に追いやった敵を見つけるからであり、「外部のもの」にとっては精神病者は危険で、攻撃的であると確信しているからである。このような先入観を打ちこわすための唯一の手段は、直接会って実際に互いに話し合っていくことであった。

開放への必然的な第二段階は、入院者が自信をもちはじめる、つまり院内の居心地の悪さに不満をいいはじめるときであった。不十分な衛生設備や内装の汚さが話題にのぼった。さらに金銭上の問題、つまり必要最小限の小遣いをどの位にすべきか、またそれを得るための仕事をどうするかも話題にのぼった。

自信がつくに従い、当然健康管理の要求が生じたり、院内服の廃棄も要求された。そして病院の上層部はこれら諸要求に応じるよう努力する。

1　トイレや浴室を新しくした。

2　色どりのない、すりきれた家具を、新しい多彩な彫刻のほどこされた家具、つまり最新のイタリアのデザインによる草色や燃えるような赤色やコーヒー色の安楽椅子や机に替えた。

3　できる限り院内服をやめ、病院内に美容室——ヴェスナ美容室——を作り、そこでは男性患者、女性患者、病院関係者の親戚、院外の人々が髪を整えてもらい、お茶を飲むことができるようになった。

4　貧しい入院者には自由に使える補助金が支払われる。すべての患者が仕事ができるよう、入院者と看護者は共同して共同体〈労働者団結（Lavoratori Uniti）〉を設立する。彼らは土地の慣例に従って公共施設にしろ、私的なものにしろ、清掃、庭の手入れ、家の管理の仕事を行う。約七〇名の入院者が共同体に入るようになった。

5　患者にせよ、地域住民にせよ、彼らが参加する文化的機会は外と内との対立を解消する橋渡しとなる。芸術家のあるグループが患者たちと院内で創造活動をやる。彼らは木と模造紙で大きな青い馬を作り、一九七三年二月、多くの住民とトリエステの通りを練り歩いた。別の芸術家は患者と共同して捨てられた古い家具、ベッドサイドテーブル、ベット、窓の格子で七つの大きな「トーテム」を組みたてる。それらはトリエステ精神病院入院患者の自由の証人として今や全国を渡り歩き、工場、兵舎、学校で展示され、討論が形成されていった。

6　内部世界と外部世界との対立を止揚する道すじは、近所に住む子供たちのための幼稚園がサン・ジョヴァンニ庭園に開園されることである。そしてまた住民全体の文化的催し、映画、コンサートが院内で行われた。

非施設化とは精神病者を身体的にも、社会的にも無欠のまま回復させるための闘争である。そこには責任ある市民として法律上の身分を回復することも含まれている。これこそがトリエステの自由化過程の第三段階であった。バザーリアは、「精神病者とは国家と社会的にかかわり合う権利をもたない、後見された存在である」という。この権利を回復するために、トリエステの精神科医は二つの決定的な手段をとる。すなわち強制入院に反対する闘争とサン・ジョヴァンニ病院に「客」という地位を導入することであった。

一九七一年、バザーリアが院長となった時、病院には一二〇〇名の患者がいた。そのうち八四〇名が強制入院で、そのため自動的に後見されていた。一九六八年の法律で精神病院で働く医師は自らの自由意思で入院した患者を治療できるようになった。この法律によって次第にトリエステでは強制入院患者（コアッティ）を自由入院患者（ヴォロンターリ）に変えていくようになった。手続きは簡単で、強制入院患者は数日ないしは数週たって状態が好転すれば退院できる。その後自ら望めば自由入院患者として病院で治療が続けられる。このようにして、サン・ジョヴァンニ病院では「コアッティ」の数はほとんどゼロ、すなわち数人の新たな強制入院者のみに減少したのだ。

一九七三年、県当局は病院上層部のイニシアティブのもとにサン・ジョヴァンニ病院に「オスピテ（客）」という地位をもうけることを公表した。「客」とは、もはや治療を必要としないが、個人的事情から退院できずにいる患者たちのことである。その事情には、家がない、家族の受け入れがない、仕事がない、生活費が稼げない等がある。「客」にふさわしい生活を送るため、上層部は病棟のいくつかを寮にかえた。一九七七年一月――記者会見の時――そこには約三〇〇名の「客」が共同体をつくって住んでいた。そのうちの多くは一日街で働き、ホテル住まいと同様、完全に自由であり、それぞれの行動に責任をもたされている。

第四段階でトリエステ精神病院に強制入院した患者はその法律上のリハビリテーションを体験する。彼らは一人前でない、後見された「コアッティ」からできるだけ早く「ヴォロンターリ」にかえられる。さらに自由入院患者は、社会復帰が妨げられる事情がある場合、「オスピテ（客）」と宣言される。

非施設化とは非中心化、つまり精神医療から社会的行為への、精神病院から街の住居への移行を意味する。トリエステではこの目的を遂行する外部センターを「精神衛生センター」と呼んだ。病院閉鎖の時点で、五つの精神衛生センターが活動している。すなわちアウリズィーナ、バルコラ、ムッジア、ヴィア・ガンビーニ、トリエステの北端の温泉地ベルーノにあるヴィラ・フルチスである。この外部センターで患者たちの一部は治療のため入所し、一部は通所している。センターはすべてその日常の治療チームのスタイルと傾向に合わせて、完全に個性的な方法を展開している。

精神病院の閉鎖の第五の決定的な局面は、何といっても退院患者の社会化である。すなわち彼らの、街の社会組織への再編入である。キーワードは「アパルタメンティ（居住化）」である。それはすでに院内で比較的自由に共同体の中で生活してきた退院者である「客」が、街の中へ住居を移すことを意味している。もちろんこれらの元患者たちに単純に治ったとしてその運命を委ねるわけにはいかない。その社会への再編入はむしろ入院後病院ではじまった様々な過程の最終段階であり、そこで他の借家人や隣人と対面した時のつき合い方を身につけなければならないのだ。

病院の看護者、ケースワーカー、医師の強力な治療がこの最終段階に必要である。その要点をサルディニア出身の、バザーリアの共同者である社会学者、マリア・グラツィア・ジャニケッダは次のように書いている。「もちろん隣人との摩擦はある。そして共同体内部の摩擦同様、それは克服されなくてはならない。だが、その摩擦はあらゆる『正常な』市民もよく知っている、ただの摩擦なのだ。『病者』と『健常者』との緊張ではもはやなく、それぞれの欲求、性情、生活上の慣習が衝突する人間同士の自然な摩擦なのだ」と。

病院閉鎖の時点で、トリエステで約二〇の居住群が機能しているという。

第二章　カメリーノの開放

これら五段階のどれをとっても、考えられないほどの困難、問題、後退、葛藤があったのはもちろんだ。それぞれの段階がなしとげられたのは、バザーリアの功績というよりも彼の共同者の限りない努力の結果であるといってよい。

そのうちの二名、医師であるレナート・ピツィオーネとトマーゾ・ロサヴィオは学術論文の中で、病院開放の段階から、もっとも困難な実験のうちの一つについて次のような報告をしている。それはバザーリアの院長就任後の、三年間の長期慢性病棟〈カメリーノ〉に関するものである。

〈カメリーノ〉はサン・ジョヴァンニ精神病院のもっとも絶望的な病棟の一つであり、当初なお精神病院本来の雰囲気が漂っている数少ない病棟の一つであった。それは若者であれ、老人であれ、暴力行為を理由に開放病棟からもはや受け入れ不能なものとして無理やり移された患者を入れておく病棟であった。

〈カメリーノ〉はトリエステ実験の汚点である。というのは、バザーリアのグループは、人を格子や閉ざされた扉の中に押し込めるのを正当化しうるよく言われる精神状態などない、という見解をもっているからである。時折の精神病者の暴力はまさに原因ではなく、結果である、とトリエステでは主張される。精神的偏奇の表現ではなく、制度によって抑圧された論理的反応である。つまり服従に対する、自由剝奪に対する、生を価値あるものにしているものすべてを組織的に簒奪することに対する反応である。この暴力は従って精神症状ではなく、トリエステ反精神科医が「精神病院病」と呼んでいる体制の表現なのだ。つまり時間の経過とともに必然的に長期入院患者が非人間的現存在に陥る状態なのである。〈カメリーノ〉の開放化はこのテーゼの正当性に対する証明以外の何ものでもなかった。

この病棟には開放化実験の当初、四五名の女性がいた。そのカルテには、なかんずく五名のパラフレニー、二五名の分裂病、三名のうつ病、一名のてんかんという診断名が書きとめられていた。在院年数は三年から五四年であり、平均在院期間は二七年である。ピツィオーネはカルテの「質」について憤慨する。つまり二七年間を数行にまとめることが可能であり、「不潔だ」、「落ち着きがない」、「自分から食事がとれない」という表現ばかりで全く役に立たず、ただ「精神病院病」の症状を列挙したにすぎない、と。

医師たちは患者の本来の病歴を知ることからはじめた。二日にわたって二人の看護師によって約一二名の女性患者がつれてこられた。だが、知ることを諦めざるをえなかった。

第一に彼女たちは皆新しい状況に不安を抱いていた。それは当たり前であった。新しい状況は、ほぼこれまでの彼女たちの生活を悪化させるのが常であったからだ。彼女たちの多くは全く無関心だし、質問にほとんど答えないか、聞きとれない声で返事をするのだ。私が尋ねた彼女たちの人生上の出来事が全く本人と関係がないかのようであった。さらに不都合なことには、診断を証明するような症状を一つも明確にすることができなかったのだ。

ピツィオーネは状態が明らかになった五、六名の女性患者に面接を限定しようと決心した。それに加えて会話の主導権を患者にまかせ、質問も二、三をつけたしにするだけにとどめた。この六名の患者たちは明らかにもっとも退行の少ない、すなわち「精神病院病」に冒されていない人たちである。面接を通じ、彼はサン・ジョヴァンニ精神病院においてこれまでの病歴にかわる本来的に必要なカルテの新たなモデルを提案することができた。このモデルでは患者の精神的側面として最近の境遇を考慮している。

病歴モデル

1　病棟での境遇と行動
a　作業
b　趣味
c　単独外出、つき添いとの外出、外出不能
d　所持している服
e　戸棚の使用
f　鍵の所有

c 客

5 病院での経過

6 精神病理的状況

残りの患者たちとの対話が困難とわかった後、ピツィオーネは別の方法をとろうと決心した。二週間、観察者として受身的に病棟を回り、彼が質問を受けたときだけ返事をしようとしたのだ。注意深く彼が見た病像は非人間的であるのみならず、彼の言うように全く了解不能でもあった。

ドアは閉鎖されていた。時折七、八名の女性患者だけが外出したが、それもどこへ行くのかはっきりさせなければならなかった。数人はいつも出かけていったが、おきまりの仕方でいつも同じコースだった。他の患者はベッドに座っているか、横になっているかであり、全く動かず、話をしなかった。また別の患者は頭をうなだれてうずくまっており、決して立ち上がることがない。食事の際はすべての人が手で肉を食べ、いく人かは他の料理も手で食べている。また二、三人は料理をスプーンで食べさせなくてはならなかった。ある老女は食事の介助に金切り声をあげて抵抗し、彼女の口へ食物をもっていこうとした看護師を殴ろうとする。一日のうち何度も看護師たちは、様々に執拗にけんかする二人の患者の仲裁をしなければならなかった。こういうけんかの場合、えてしてはっきりした理由がないことに気づくのである。

この症状の了解不能という点でピッツィオーネは手がかりをつかむ。すなわち非合理的で、「気が狂っている」ように思われる行動様式が前後関係のなかで、つまりその都度の患者の主観的状況との関連でみてとれる時、了解可能となることを証明することであった。そこで彼は観察者がその了解に関しては、必要な情報に欠けると観察場面が謎のように思える、というコミュニケーション論で基礎づけられた仮定から出発する。

この命題を提示するために、ピッツィオーネは二つの典型的な例を〈カメリーノ〉の日常から描き出してみせる。

――昼食の最中、患者ビットリアはトマトソースのかかったスパゲッティを空中に投げ出す。同じテーブルにいた人たち、壁、床が赤いソースで汚される。周りの人々がおこり、私が呼ばれてこの出来事の原因をさぐったが無駄だった。看護師たちは私の質問に肩をすくめた。彼女たちの話によると、この患者は毎週くり返しこの発作をひき起こしているようだ。ビットリア自身も私の質問には何も答えなかった。翌日彼女の姉が訪れた時、私はその姉にも尋ねてみた。そして何と、彼女は答えを知っていたのだ。ビットリアはずっと以前から胃潰瘍ではないかと恐れており、そのため昨日もこれまでにも何回も具入りのコンソメスープを頼んでいたという。だが看護師たちは時間がないということで彼女の申し出を断わったのだという。

——落ち着いた、穏やかな患者として私が一カ月前から知っているフェドーラが、ある日突然激しい精神運動性興奮状態に陥った。見た目には原因は何もなさそうであった。看護師たちはフェドーラが何といっても「周期的」なのだ、という。私は彼女に安定剤を投与したが、一晩中落ち着かず、彼女の叫び声のため病棟中が迷惑をした。だが驚いたことに翌朝一〇時頃にはフェドーラは全く落ち着きをとり戻し、彼女の従姉と話に夢中になっていた。この従姉の説明によると、彼女はいつも火曜日に面会にきていたが、昨日は葬式があり、来れなかったというわけであった。

——ある朝、私は廊下でデイルーム係や患者のアンナとなごやかにおしゃべりをしていた。そこへ突然アントーニアがやってきて、アンナをピシャッと激しく殴ってすぐ逃げ去った。私はアンナが逆襲するのをようやく止めることができた。かなりの数の看護師や多数の患者から長い時間をかけてきき出したところによると、アンナが午前中にアントーニアのブラジャーを盗んだことに起因することがわかった。アントーニアが私の目の前で仕返しをしたのは偶然ではないのだ。つまり彼女は正しくも自分より身体的にまさっているアンナの反撃を私が止めてくれることを期待していたのだ。

このような観察を通じてピツィオーネは、患者の不合理な行動を自らに説明できてもそれでは不十分だ、と結論した。このような説明は、病棟に生活する人のすべてが順応して行動するために、それぞれがわかっていなければならないのだ。特に看護師たちには重要である。彼女たちはあまりにも長い間、患者を違った見方でみることを不可能にしている診断と解釈に自らを一致させてきたからである。つまり彼らには〈カメリーノ〉にいる四五名の女性患者は治療不能であったのだ。それ故彼らには病棟の開放は不可能に思われた。彼らの考え方を変えるためピツィオーネはもっとも治療困難な患者たちを共同で討論し、その都度一日に起こったことを参考にしていこう、と提案した。そこから開放化のもっとも重要な段階、すなわち定例の朝の会議に行きつく。それには常に当直の看護師が参加した。ピツィオーネは次のように語る。

第一番目にもっともむずかしい患者からはじめた。これらの患者を「再歴史化する」こと、すなわち彼らの個人史を再現することが目標であった。めいめいのもっている情報の一つ一つを結びつけることで、それをなしとげることができた。

私たちはこうして看護師たちには非人間的行為しかやらないと思われる入院者の生活歴を再構築したのだ。それをもとにして最初の簡単な個人の社会復帰プログラムも展開した。

——ある患者はどういうふうに戸棚の鍵を使うかを教えられた。

——他の患者は自分の汚くなったシーツを自分で洗うことを学んだ。

——数人の患者は院外での、例えば新聞を買うような、簡単な課題がまかされた。

——他の患者たちは院内の喫茶店に連れていってもらい、そこから一人で戻ることを習う。

——数人の幸運な患者は看護師のつき添いで家族を訪問することで、相互の関係が深められた。

――患者たちは互いに自分たちが非常にみじめだと感じていた日常生活を向上しようと努力した。そうして今や食事の際に清潔な紙ナプキンを使うようになり、皆自分の石けん、歯磨き粉、歯ブラシの入った洗面道具入れをもつようになった。

開放化に向けた第一歩によって、観察される患者の数は決定的に減少した。いろいろな開放化の力は彼らの役に立つはずであり、大部分はそれを必要としていた。すなわち危機さえも耐えぬかなければならない人々には必要であった。ピツィオーネは語る。

患者が危機状況で自分の不安や困難を他の人に分かちもってほしい時、看護師がその患者だけに数時間かかわれるよう、私たちは共同して、計画を練った。これはどのように具体的に助けるのかがわからないような危機状況の時こそ、とりわけ必要であった。

この共同してやりぬいたことによる、もっとも大きな成果は、しかしながら――ピツィオーネが強調したのだが――その過程に加わった人の多くが見ぬいた番犬イデオロギーを拒絶することというよりは、携わった全員の現にある意識過程に起こった変化である。この過程にピツィオーネは特別な関心を払った。なぜならば精神科施設に働く人は、自由化の試みが客観的に困難な事情と同じように、職員の抵抗でしばしば失敗している、ということを知っているからである。というのは多くの看護者にとっていままでの役割を捨て、新たな役割を身につけることはむずかしいからである。特に以前の役割が不満や困難だけでなく、精神的地平、例えばサド・マゾ的欲求を満たすことであれ、社会的地平、例えば権力欲の満足であれ、いくつかの満足を与えていた場合はむずかしい。

ピツィオーネの観察によれば、当初二、三の看護師は黙っていたが、他は自分の意見を声高に主張していた。静観している人たちはむしろ起ころうとしている変化に同意しているといってよい。新たな方向に反対する、従ってピツィオーネに対立する人々は、自分たちの方が「患者をよく知っている」とした人々であった。彼らの命題は〈カメリーノ〉の住人たちは救いがたいほど退行し、非人間化し、我を忘れている、というものであった。ピツィオーネは語る。

頑固な対立者を弁証法的に変えることができない時には、とにかくあらゆる人々が自分の意見を述べ合える民主的な討論の場を保持するため、一時的にプログラムを次の段階に進めるのを延期することを選択した。

後に状況は変わり、比較的進歩的な看護者は共に語り合えるようになり、家族や病院の状況に関しもっとも素晴らしい分析者となった。保守的な人々は隠れ場所に引きこもったが、それでも受動的な抵抗を示し、団結していた。ピツィオーネは進歩派とは意思一致し、抵抗派に対しては非施設化の過程を推し進めるべく仲介に立った。

進歩は午後番の看護師のための午前会議で総括された交流ノートにも現われた。しばしば看護師は朝起きた出来事を記述するようになってきただけでなく、了解するために必要な説明もするようになった。従ってピツィオーネが「治療的連続性」といった概念で記述する目標、すなわち治療を共同でやりとげうる地点に到達したのだ。

〈カメリーノ〉の状況は今や次の段階へと熟してきたように思われた。ピツィオーネはまずはじめに看護師及び患者の共同の会議をやることを提案した。看護師は賛成したが、懐疑的であった。午前一一時三〇分から一二時三〇分まで患者はほぼ全員、看護師は全員が病棟のラウンジに集まった。ピツィオーネは思い出す。

手のつけようのない混乱で一杯であった。議題がとり上げられるがまたすぐに放棄される。自分自身を明確に表現することができずに、困ったことを訴えている患者たち。いろいろな事実が中傷されたりして、侮辱と殴り合いが新たに生じる。私はこの時期、患者たちが続けざまに邪魔をしないよう、少し権威的な態度をとるようにした。この最初の時期、最小限の秩序を作り出し、他人に邪魔されずに質問に答えることができた時、私はもうそれだけでうれしかった。

最初の混乱期が終ったのは、三つの連続会議の間に一つの議題が解決した時である。それは九〇箱のタバコの分配の問題であった。つまり病棟内で病院管理部より四五名の患者にひと月に二箱ずつタバコが与えられるという問題であった。

この会議には二〇名から二五名の患者が参加した。長いこと行きつ戻りつしたが、一致点に到達したのは驚きであった。会議は一致して、一カ月に少なくとも二万リラの補助金をもらえる喫煙者は今後自分でタバコの代金を払うよう決議した。また「ボーナス」としてひと月に一箱だけ余分に与えられる。それに対し残りの患者たちには病院の配給として少なくとも一日平均五本のタバコが配られる。

ここで見出された解決策から、これまで病棟全体に不愉快をもたらしていた問題が全く民主的、文明開化的に解決されたことになった。すなわちタバコ問題の新しい規則により、よくみられたタバコの物乞いはついに跡を絶つこととなった。

全体会議は一日のもっとも重要なグループワークとなった。すべての会議がいつも生き生きしているわけではなく、ある時は迫力のある議題に欠けていたし、ある時は参加者が問題を正しく表現できる能力に欠けていた。それでもピツィオーネは議題になる一連の重要課題を列挙してみせた。

――サン・ジョヴァンニにおける様々な存在形態、すなわち「強制」、「自由」、「客」の意味が討論された。すべての個々の患者がこれまで全く明確にすることなしに受け入れてきた自己の役割を、その知的能力に応じて意識するようになった。

――なぜ二、三の患者が生活保護を受け、他は受けられないのか、という疑問が出される。補助金をもらえる権利をもっているにもかかわらず、全く知らなかったためにこれまで全然要求しなかった患者たちに対し、その目的達成の闘争プランがたてられた。

――様々な出来事、つまり指導層にある攻撃性や複雑なグループの力動的状況が話題となった。より多くの理解とそれに伴う連帯を作り上げることが目標となった。

――街や田舎へ皆で遠足するプランが出され、実行された。

会議では患者が自分の人生を思い出しはじめ、入院前の生活を語るということが生じた。こういう身の上話は聴衆の関心と共感をよび起こした。これらの女性たちはもはや患者ではなく、はじめて具体的な歴史をもつ共存在となったのだ。

ピツィオーネが絶望的な〈カメリーノ〉にはじめて足を踏み入れた日の午前から三カ月たって、目標が手に届くところまでやってきた。引き続く開放化への個々の段階は会議において具体的な形を整えてきた。

看護者の意見が一致したのは、開放化の際おそらく二名だけが無断離院するのではないかということであった。この離院を避けるため皆で共同して一連の方法を考え出した。

離院しそうな一人はなお「強制入院者」であった。医師は彼女に「自由入院」の地位を与えた。これは開放化の試みの失敗の責任とそれに伴う不安を取り除くためである。また自由入院の形が自立への訓練の可能性をひろげるためでもあった。

そこでこの二名の問題患者は協同組合に登録された。これで彼女らは月給五万五〇〇〇リラで、毎日七時から一一時まで病棟の洗濯を手伝わなくてはならなくなった。協同組合への入会は彼女らの地位の強力な再評価につながっていった。二名のうち一名は会議で日曜毎に姉のもとで過ごせることが決まった。はじめは看護師と出かけたが、まもなく彼女一人で行くことに皆同意した。

次の段階として、新たなリストが作られ、患者全員が二組に分けられた。「安心組」と「不安組」である。後者のグループでまずはじめに受理された自由化の試みがなされることとなった。ピツィオーネは思い出す。

私たちが非常に緊張したのは、もっともむずかしい患者をはじめて一人で病院の喫茶店へ送り出した時である。彼女はそこでコーヒーを一杯のみ、すぐ再び戻ってくるはずであった。彼女は非常に長い病歴をもつ知的障害者である。その知能指数はもしかすると三歳児のものであろう。私たちは彼女が喫茶店へ行って帰ってくるのに、一〇分ほどかかるだろうと計算していた。もし彼女が二五分たっても帰ってこなければ、自動車で探しに行こうと思っていた。二五分がたった。私は非常に神経質になっていたので、もはや我慢できなかった。当初よりこの試みに反対していた看護者たちはなおさら私をイライラさせていた。私はもはや我慢できず自動車に乗った。ところが何と道の向こうに花をもった彼女が現われたのだ。彼女は途中で花を摘んでいたために遅れたのであった。

そこでついに〈カメリーノ〉のドアを開けることができた。はじめの数週間は患者、なかんずく「不安組」の行動をみているために、出口の近くに一人の看護師が座っていた。しかしながらこの週のうちに「安心組」のグループはますます多くなり、ついに唯一の老人患者が残るだけとなった。彼女は錯乱して、自己統制力を全く欠いていた。実際彼女には、道に迷い、急勾配のサン・ジョヴァンニの境から落ちるという危険性があった。つまり確実にこの患者だけは今後も監視していかなくてはならなかった。だがこの患者を病棟全体でみていくことは本質的にそう手がかからないということも確かであった。

試みの当初より四カ月後、いまや開放された〈カメリーノ〉においては様々な要求をもとに患者を四つのグループにわけることになった。ピツィオーネとロサヴィオはそれを以下のようにまとめている。

——若干の年長の患者は今や高い自立心をもつようになった。彼らは自分で着物をき、食べ、病棟の内外を比較的独立して行動するようになった。

——年長の患者の第二の小グループは身体的、精神的理由でさらに看護を必要としたままであった。

——比較的若い患者たちの中に、開放化の試みの当初、状態がよくなったがその後再発した新しい女性精神病者のグループがいた。

——最後のグループは同じく若いグループの少数で、完全に自立し社会復帰できるとみられるものであった。彼らはただ一時的に病棟を出ること、つまり街で宿や仕事をみつけることが不可能であるため、とりあえず病棟に残っていた。

以上のグループすべての要求に対する環境及び治療的解決策、これこそが〈カメリーノ〉スタッフに課せられた課題であった。そしていつものように全員共同で討論し、解決策を見出していった。職員による朝の会議も、患者と職員の昼の会議もこれらの問題に関し果てしない話し合いと討論となる。そして次のような解決策が最終的に明確にされた。

——第一のグループ、すなわち自立している年長の人たちはラウンジのまわりにある部屋が割り当てられた。そこで寝起きをし、共同のデイルームでは全く管理されずに誰にも妨げられずに一日を過ごし、食事をすることになる。

——看護を必要とする年長の人たちは二つの大きな寝室とラウンジをもち、そこで看護者に助けられながら食事を一緒にとる。

——回廊にそなえつけられた三つのかなり大きな部屋で残っている九人の若い人たちが過

ごす。彼らには社会復帰のプログラムがその自立を再びとりもどすため、こと細かに立てられる。だがそれには、彼らに精力的にかかわることが条件である。一部屋三人の患者に一人の看護師が毎朝仲間に加わり、昼の交代まで彼らにずっとかかわる。彼女は彼らを起こし、可能な限り一緒に問題を話し合い、例えばなぜ寝ているのか、どこから彼らの不安や落ち着きのなさが出てくるのかを共に探し出そうとする。また彼女は洗面にまでついていき、洗面具がなくならないようにみてあげる。さらに洋服をきたり、ベッドをつくったりするのを手伝う――いつも彼らが自立し、強くなっていくのを目標にしながら。

――この開放化の四カ月間、自立を再び獲得していった四番目のグループ、つまり若い患者たちは完全に自由な生活を送っている。彼らは「客」の地位へ進んだ。そして共同して住み、食事をする。精神病院の日常の出来事中もっとも葛藤を生み出し、もっとも批判的契機となる食事の配分は完全に彼らにまかされた。患者たちと職員の唯一の接点として、毎日午前一一時から一二時まで開かれる会議がある。

これらの「客」をその自立した地位にふさわしく遇するため、そこに住むグループは閉じたドアで他の病室と仕切られた。小さな簡単な台所と自分用の風呂を作ることで、また庭への出口をもつラウンジの開放で、完全に自立した若い女性たちのグループにとって、〈カメリーノ〉のこの部分は普通の住居となったのだ。

ピッツィオーネがサン・ジョヴァンニのもっとも荒れ果てた病棟に足を踏み入れた日から半年がたち、〈カメリーノ〉の開放化は成功したとみることができる。この若い医師はゾッとした気持ちで当時の第一印象を思い浮かべる。常同的姿勢で、いつも同じ所にじっとしており、また無感動で、非人間的な接触しかもてない患者たち。そして突然非合理的な暴力と攻撃性をもつ患者たちを思い浮かべるのだ。

これらはすべて過去の出来事となった。それでも稀には攻撃的な行動が出現することもあるが、つねにその状況を看護師が合理的に理解しえるものであった。看護者の多くはこの半年の間に、彼らの仕事や患者に対する考え方を根本から変える過程を体験していた。そして六カ月前までは全く希望のない、退行した、それに暴力的で、危険な人物として施設で完全に管理されていた四五名の患者たちにとって新たな生活がはじまったのである。

そのうちの一人、四五歳の患者は治癒したものとして家族のもとに帰ることができた。一人のおばあさんは二〇年間の病院生活の後、老人ホームへ入った。二人の老女は純粋な医療を受けるためにトリエステにある慢性疾患用の病院へ転院していった。他のすべての〈カメリーノ〉の患者たちは監視を受けず、自由に病院の敷地を動きまわっている。もっと多くの自立のための治療手段として、定期的に看護師と強力に接触をもたなくてはならない少数の例外を除いては。だが多くは治って、所轄の役所からそれにふさわしい証明をもらっている。つまり彼らが完全に自由になるまで、〈客〉としてサン・ジョヴァンニで自由に生活しているのである。

〈カメリーノ〉開放化の成功は病院全体から祝福され、脱施設化へのさらなる展開が証明された。病院上層部はあらゆる委員会とグループとの長い討論の末、〈カメリーノ〉病棟をついに閉鎖することを決定した。サン・ジョヴァンニの汚点は完全に消滅することになった。それは象徴的理由というよりも、現実的なはからいからであった。すべての新しい路線が成功したにもかかわらず、それを理解しない保守的看護者の残りを他の病棟へふり分けることができるからである。彼らはこれまでの役割を守るため、〈カメリーノ〉で連帯していたが、グループの分散で開放への破壊的影響が消滅することになる。半年の経過の中でその自立を再発見したすべての患者にとって、古いいやな思い出のある環境を出、他の病棟で新たな体験と新たな人間関係をつくり上げることはよいことであった。

〈カメリーノ〉実験から八カ月後、ピツィオーネとロサヴィオはそれを次のようにまとめた。

残りの四〇名の患者――一人は心筋梗塞の後、県立病院で死亡――のうち二四名はサン・ジョヴァンニのずっと以前に開放化された様々な病棟にふり分けられた。他の一六名は仕事熱心な、関心の強い看護師とともに、院内にある八つのベッドをもつ小ぎれいな、小さな見ばえのする住宅へ入った。しばらくしてこのグループの一人は独立して生活できるようになった。他のグループ八名の娘の一人は――もっとも問題のある精神病者の一人であり、開放化の段階で特に精力的に看護された――アウリズィーナのナイト・ホスピタルへ転棟することができた。昼間は彼女の両親のもとで暮している。

長期入院病棟開放化の成功と患者たちのセンセーショナルな治療的改善はトリエステ反精神医療の以下の命題の証明であった。すなわち報告を書いた人たちが論拠を示したように、伝統精神医学が明示したすべての精神病症状が、むしろこれら疾患の伝統的「治療」の結果であることを証明したのである。精神病が部分的にそれらの症状の一部を形成する役割を担っているとしても、少なくとも伝統精神医学はそれを取り除くようなことは何もしていなかった、といってよい。その逆にそれらを全くといってよいほど強固にするようなことをしている。

ピツィオーネとロサヴィオは伝統的精神病院の患者の実態とはどういうものか、以下のように描こうとする。

もっとも明らかであると思われる現象として、患者における自由の欠如がある。この自由とは、監視者が患者たちに圧力をかける強制の対極のものといえよう。つまり外的な自由、それと他人によって課せられた時間割のような規制、制限、包囲、規律儀礼など牢獄としての精神病院における服従でなく、いつでも自分の性向にそって自分で決定する内的自由である。二番目の特徴は、認識するのがより困難であるが、影響力としてはより広く、重大でもあるみじめな環境であり、従って、患者の制限された生活である。例えばスプーンで食べさせられる、みじめな食事。時計やカレンダーや新しい出来事のない、区切りのない時間。外部からの刺激が全くなく、期待、所有、責任のない生活。単調で、無味乾燥な人間関係、コミュニケーションの意味を欠いた会話、孤独、孤立。患者はただ物質として存在しているだけで、人格としても、社会的単位としても存在していない。価値をもたず、基本的欲求が満たされず、人格が奪われている。あらゆる理論のうちもっとも悪意のあるものは、患者からその存在の感情を奪うのが「病気」であり、その「器質的」随伴症状であり、あるいは症状の絶えまのない進行というものである。病気が患者に時間を流れとして体験できなくさせ、感情の情動的集中を不能にするのだという主張である。病気が患者に愛や共感を自己の社会の文化的規範にのっとって表現できなくするということであり、制度ではなく、病気が患者を無関心や受身にしてしまうというものである。

すべてその通りとすれば、これまでの制度上の諸条件は「病気」それ自身と同様の方向を指示しているともいえる。「病気」は脱人格的に作用しているといってよい。しかしながら、制度はこの方向に進展させるためにのみあるように思われる。

ピツィオーネとロサヴィオが論文に書いたことは印象的な治療上の成功談に終るものではない。トリエステのグループが同時に強制着や電気ショック療法を病院内で使用しないことが報告されている。また以前は権威的命令構造、医師・患者間にある強固な儀礼的挨拶、すなわちあらゆる伝統的精神病院では当たり前になっているうやうやしい下から上へ――患者から看護者、看護者から医師、医師から院長――の卑屈さが存在していた。だがこのヒエラルヒーは、共同で作り上げられた恒常的変化の過程に、すべての行動する人々が責任をもって参加することで民主制に変えられた。

サン・ジョヴァンニの空気はそれをするのにふさわしいものであった。そこには平均的な精神病棟の荒廃した静けさと、強制的な秩序は何もなかった。ここでは騒がしく、少し混沌とした、かなり熱病的な、創造的雰囲気が支配していた。そういう中でいろいろな危機や葛藤が議題となり、解決されていった。このようなスタイルはモデルがなく、自らの道を見出す必要性から生まれた。だが院長のフランコ・バザーリアの人格にはピッタリであった。彼はここで六年前から制度の解体をやってきたのだ。それに因んで、彼自身によるモットーで「精神科医は共同して犯罪を行うか、行動を決定してぶちこわすかのどちらかだ」と表現されている。

第三章　バザーリアとの対話

クリスマスの少し前の曇った日曜日、水の都ベニスは全く人通りがなかった。サン・マルコ広場も霧雨のなか人影はまばらだった。鳩さえもぬれた敷石をさけ、ドームの影や欄干へ退却していた。

フランコ・バザーリア夫妻が週末を彼らのもとで過ごすよう、私を招待してくれていた。夫妻はグランデ河の壮大な邸宅の屋根裏がある住居に住んでいた。入口に向かう通りは非常に細いため、傘が家々の壁にあたってガリガリといった。つき当たりに緑の鉄の門と小さな庭があった。その奥が大きな玄関がある邸宅であり、玄関口には、以前の住人たちがかつて小舟を止めていたという。

近代的なエレベーター、入れ子式の階段と小さな階段、新しい玄関ドア、その背後にさらにいくつかの階段があった。大きな部屋のピンと敷かれた真っ赤なじゅうたんの上にバザーリアが立っていた。セーターとビロードのズボンに身をつつんで、背の高い、水色の目をした、親しみのある、しわの多い顔立ちをしていた。彼の背後から、もっとも近しい共同者の妻であるフランカが現われた。彼女はほっそりした、灰色の髪をした、知性的な美しい顔立ちをしていた。

私たちは大きな皮のソファに腰を下ろした。それは白い壁の間に数百年たっている梁の下に置かれていた。数千冊の本、モダンな、また古風な調度、重厚な中世の家具が並んでいた。私はバザーリアにジャーナリスティックな、つまりレポート風であって、決して分析するというようなものではない本を書きたい旨を伝えた。注意深く、同時にちょっとぼんやりしたように彼は聞いていた。神経質そうに身体をピクッとさせるのがやむと、顔をあげ、「あなたは是非何か批判的なものを書くべきでしょう」とバザーリアは最初の忠告を私にした。夜が更けると、新しい客がやってきた。魅力的な若いアルゼンチンの女性と、彼女よりも年上で現在イタリア亡命中の農民作家だ。バザーリアの甥で、彫刻家兼画家のビットリオが心から歓迎の挨拶をする。彼はフランカとその十代の娘と一緒に隅の方へ座る。そこで彼らは最近の家族の噂話をしながら、クスクス笑ったり、微笑したりしていた。あとからポルトガルの雑誌に投稿しているブラジルのジャーナリストが加わった。話は南米の政治的抑圧、イタリアにおける社会主義へのむずかしさ、さらに私たち自身の立場に移っていった。私は、スイスの国内政治がイタリアからみるとなぜ遠いものに感じられると思うか、と尋ねられた。はじめやや堅苦しい雰囲気があったが、党派性の一致から親密さが生まれ、イタリアの左翼では使い慣れた「君」という呼び方を使うようになっていた。

翌朝彼は、七時少し前、もう私の部屋にドカドカと入ってきた。早起きで、彼は数時間以上寝ることはほとんどない。そのためできるだけ早く仕事へ行こうとする。私の車でトリェステへ行く約束を私たちはしてあったのだ。バザーリアは定期券で汽車を利用し、月曜から金曜までトリエステ精神病院に泊り込んでいた。

約二時間ほどカルスト台地のそそりたった地形の高速道路を通ってくると、眼下にアドリア海の港町が見えてきた。港へと下がっているデコボコした斜面、その上に無秩序に建並ぶゴミゴミした家々。

トリエステは同一性に関する問題をもつ街のようだ。通りの表示や広告類はイタリア語とユーゴスラビア語で書かれている。家の造りは大抵一九世紀よりは新しいが、イタリアの伝統よりもオーストリアの原型を思い起こさせる。確かに街の人々はイタリア語を話しているのだが、彼らから受ける街の印象は、他のイタリアの街々の賑やかさと色どりをなつかしく思い出させる。

病院の正門は広く開かれていた。バザーリアの部屋がある〈ディレツィオーネ・ヌオバ〉の前は車で混雑していた。開いているドアの前も同じだった。私たちが小さな部屋に足を踏み入れると、そこには簡素な白い机、いくつかの回転椅子、洋服入れがあった。机にはバザーリアの病院の医長で、共同者のニコ・カザグランデが座っていた。彼は両方の手に二つの受話器をもち、同時に話をしようとしている。その周りの椅子、窓枠、机の角に数人の人々が座っていた。バザーリアが若い医師たち、ケースワーカー、社会学者らを紹介する。親しげに彼らは院長にチャオと挨拶した。そしてその場にゆったりと座ったままであった。「これはもちろん私の部屋なのだが、部屋に入ると決まって第一に自分の席を見つけなくちゃいけない」とブツブツとバザーリアが言う。

なり行きを待つあいだ、いくつかの大きな精神病院の院長を思い起こしていた。どっしりとした、真鍮や大理石や皮で飾られた机、さまざまに整理された書類、壁には数メートルにわたる学問的な書籍類、おごそかな身のこなしで控えている秘書たちが目に浮かんだ。

ここでは全く違っていた。白い机上には便宜的にとじられたザラ紙のメモ帳、二、三の新聞、また唯一の書籍、つまり電話帳がのっていた。ひっきりなしの人の出入り、電話、話し声、呼びかけ。バザーリアは着いてから一五分で今日の予定を決める。一一時共同者との会議、一四時トリエステでイタリア研究財団がやろうとしていた科学計画の参加者との会議。夕方には医師と看護者との間に葛藤が生じている外部センターのバルコラ精神衛生センターへの顔出し。

午後になってバザーリアは時間をさいて私と対談してくれた。普段はだいたい病院スタッフ、あるいは訪問者との対談の場となる、彼の部屋のうしろにある大きな会議室で彼と向かいあって座る。そして彼はしばしば若者のようにニヤニヤ笑いながら、しゃべり続ける。それから再び彼の顔は悩み多いしわで刻まれる。最初に私はなぜこの精神科の院長が精神医学を科学とも、病院を治療施設とも信じていないかをきいてみたかった。バザーリアは次のように答えた。

私の役割を理解することは困難である。私がどんな権力関係を他者にもち、その逆に他者が私にもつか、これもむずかしい問題である。今日、人間関係はお互いの役割関係と権力関係とに還元されてしまうため、それを知ることは重要であろう。しかしいかなる関係ももはや個々の能力で決定されていない。それは精神医療においても同様であり、教師、刑務所長、軍隊の大将にとってもいえる。私は自分と共同者との関係が自分の能力によって、それとも権力によって決定されているのか、という問いを立てなくてはならないだろう。それは病院精神医療の姿の矛盾である。知と権力との間の矛盾といえる。

バザーリアはこの「矛盾」という言葉をトリエステのスタッフの間で、重要な語彙として活用する。この言葉はスタッフが利用する思考体系、つまり弁証法的思考方法の表現である。バザーリアとスタッフはこの考え方が西洋の学問的思考構造の全体を基礎づけている観念論的、実証主義的傾向と矛盾することを自覚している。観念論的、実証主義的思考は原因と結果の直線の鎖の中を動いている。それとは異なって、弁証法的思考はいわば三角形を跳躍するように現実を捉えようとする。それはあらゆる現象――「テーゼ」――「アンチテーゼ、つまりその対極」――を内包する。対立した両極を対決させることから「統合」が生じる。そこでまたしても新しい矛盾の入口となる。

バザーリアとその仲間がこの思考方法をとる際、彼らは当然弁証法的概念のいくつかを操作する。例えば「異常」と言えば、さしあたって弁証法的に相互に条件づけている「異常」と「正常」とがどのような関係にあるのか、を問題とする。そこで「異常」という概念の自明性を問題とする。「病気」が討論される時には、「健康」も明らかにされる。「個人的」苦悩が話し合われれば、すぐに「社会的」苦悩が問題とされる。というのは彼らにとって個人と社会との間に相互作用があることは光と影の相互的役割と同様、明らかなのだから。バザーリアはまた次のように語る。

私たちと公式的学問との間の誤解の核心は以下の点にある。すなわち、医学と精神医学は社会的な視座なしには討論が不可能であり、社会的視座なくして技術に関する討論は全く無意味である、ということが理解されていなかったということだ。観念論的、実証主義的西洋科学はこの「社会的」なものを理解することに骨折ってきた。それは科学内部の分業からはじまり、人間の姿へと移ってきた。その分業は公準に従って、「生物学」、「社会学」、「心理学」の方から人を見るようになる。しかし西洋科学は人間がこれらのすべてであり、それ故非常に力動的にあらゆる地平で同時に出会うべきものであることを見ることができない。というのは、ある人が苦しむのは、「すべての人」と共に苦しむからであり、それ故こうして私は「すべて」を包括していかなくてはならないからである。

ブルジョア科学に対する批判はイタリア左翼にとっては新しいものではない。一九六八年、学生たちが大学の実証主義的で、無批判なつめこみ授業に対し抗議した時、イタリア・マルクス主義哲学者アントニオ・グラムシの考えと結びついていったのは当然であった。グラムシは二〇年代にファシズムさなかの牢獄内で書いた数多くの著作の重要な部分を、知識人の社会的機能についての問題についやした。彼の主著『知識人と文化団体組織』でグラムシは以下のように要約している。

経済生産の領域の本質的機能を基礎にしたあらゆる社会集団は、組織上共通して知識人層（数層）をつくり出す。この知識人たちは集団を生産独自の機能と均質化し、一致させるが、それは経済的地平のみならず、政治社会領域にまで及ぶ。

従って、科学者の役割は社会的に影響力をもつグループに自らの活動を正当と認め、その意味と内容を与える論拠、すなわち「認可」する論拠を与えるということになろう。そのような正当化を必要とするものは何も権力者側だけではない。労働者階級の組織もそれに依拠している。そこで知識人は正当化の論理をどちらに役立てるか、すなわち支配者、あるいは被支配者のどちらに役立てるのかを決心しなくてはならない。

小市民的精神科医は誰に自らが役立っているかを、バザーリア及びこの共同の闘争家たちは分析してみた。彼らの告発によると、小市民的精神科医の使命こそ、この社会の規範、強制、価値体系・命令と禁止に何らかの理由で従うことのできない市民の口を封じることであるのだ。その人々は精神病であるというレッテルを貼られ、面倒をみられ、すなわち無害にされる。これはただ、彼らの抗議が普通の市民の礼儀正しく申し述べられた非難よりも、もっとさし迫って、大声で、全体的であり、それ故聞きずてにできないためばかりではない。邪魔ものは消せ、という抑圧体系の論理に添うものでもあるからだ。だがバザーリアが精神医療の役割を問題にする場合、彼がかかわり合っている疾患の存在を否定するというのではない。

とんでもない、人間には苦悩がつきまとう。これは社会組織が立ち入ることが全くないためなくなることはない。ある人が調子が悪くなると、何かを求める。しかし、誰も答えてくれない。この要求、つまり要請はいろいろな形態をとりうる。様々な様式、例えばある人が自殺したり、他人を殺したりとか、公の秩序をそこなうとか。ある人が死んだりする時は、それは絶望的なアピールとなる。また家族の中での生活が不可能となるのも、一つのアピールである。しかしこれらのアピールにどのように答えてきたか。いつも答えはきまって抑圧である。そしてこれを正当化するために精神医学はその症状論――これが苦悩の成文化である疾病である――を生み出す。

制度としての精神病院批判、それが精神病院破壊論者としてのバザーリアの経歴の出発点であった。というのはトリエステの現在の仕事場から一〇〇キロも離れていないゴリツィア精神病院において、彼の意識化の第一歩がはじまっているからである。バザーリアは次のように語る。

私はパドゥア大学医学部の助手として一二年間働いた。このことは重大なことだ。というのは当時拷問人としての教育を、つまり抑圧の論理全体をともに身につけ、内在化したからだ。精神科医の教育とは拷問人としての教育に等しいのだ。大学へ足を踏み入れると、もちろん世界を改革しようという観念で行動する。だが、それから大学内の地位序列に汲々としていく。対抗心、競争心、名誉心、だんだんと大きくなる権力の獲得。いつも研究機関の長の厳しい監督下にあり、それは自らを承認させられるまで続く。しかも知を継承させるのではなく、権力を行使していくのだ。知とは弁証法的なものであり、教えられるものではなく、管理されうるものでもない。知は対話の中でのみ練り上げられ、あらゆる瞬間にくり返し問題にされ、吟味されなくてはならない。私は他の人々と共同してお互いの知識をもとに知を吟味することではじめて新たな知を得る。そうでない時は、純粋に権力の行使となる。

私はバザーリアの話に耳を傾けている間、何が彼やスタッフにとって問題なのか、頭の中でまとめていた。それは従来の精神医療の技術的批判や新技術への交代でもなく、精神医療全般を根本的に問題にすることである。つまり精神医療とそれにかかわるイデオロギーとしての人間科学の正体をあばくことであり、このイデオロギーがどんな体系をもつ機能を行使しているかを検討することである。そして精神科の患者がこのイデオロギーの犠牲者であることを示すことである。その時はじめて技術的な選択ではなく、これまでのあらゆる評価を根本からひっくり返す選択、すなわち医師・患者関係、制度の中の患者と制度の代理人との関係、制度と住民一般との全く新しい関係を展開することとなる。私はこの解釈が正しいかをバザーリアに尋ねてみたが、彼は満足そうに首をたてにふり、ついには了承した風であった。いまや彼は緊張をとき、もはや防衛的でなくなっていた。私たちの対話はそこではじめて本当の対話となった。

バザーリア　誰かが入院する場合、公共の秩序を妨げたということが理由になります。しかし公共の秩序は法律の領域に属します。こうして精神医療は法律と医学との同盟軍であり、入院するものはこの同盟軍の犠牲者です。この同盟軍の犠牲者は「病人」であるという考えを私たちが受け入れるやいなや、私たち自身、すでにこの「病気」にかかっています。彼が「病気」だという家族も、この同盟軍のいうこと、すなわち「病気」の論理に従い、それ故に病気にかかっているのです。そしてこの経過にかかわった人々のすべてが、それを何か現実のものとして体験することになります。だが私たちはこれは現実ではなく、イデオロギーなのだ、といっているのです。ここで私たちは次のように提起します。すなわち私たちの治療の試みとは、抑圧とは違う解釈、論理、つまり入院者に対しより大きな可能性を与える論理であると。

シュミット　しかし社会が自ら「精神病」と呼んでいる欺瞞を使うという事実だけでも結果として病気が存在するということになるのでは……。

バザーリア　病気ではなく、苦悩が存在するのです。その苦悩に新たな解決を見出すことが重要なのです。

シュミット　彼自身、つまり「患者」も自らの「病気」という概念を内在化してしまっているのではないでしょうか、また自らの「異常な」行動もこの概念ですでに刻印されてしまっているのではないでしょうか。

バザーリア　もちろんです。彼が私たちのもとにくるとき、それ故に抑圧以外の何ものも求めることはできません。というのは病気に対する解答も当然前もって刻印されているからであり、治療施設は治療施設で別の答えを出しうるなどとは思ってもみないからです。だが彼と私とが、彼の〈病気〉ではなく、彼の苦悩の問題に共同してかかわるとき、彼と私との関係、彼と他者との関係も変化してきます。そこから抑圧への願望もなくなり、現実の問題が明るみに出てきます。この問題は自らの問題であるばかりではなく、家族の問題でもあり、あらゆる他者の問題でもあるのです。

シュミット　それではどのようにしてこの問題を解決するのでしょうか。

バザーリア　自らの問題があらゆる他者の問題であることがわかると、自らを特例とする「病気」の論理から抜け出せるのです。それから、自らの問題が心理学的問題などではなく、社会的、それ故に政治的な問題だということを学びます。問題はみな私的です。しかしながら私的なことは常に政治的なのです。

この「私的なことは常に政治的である」というバザーリアの弁証法は衝撃的であり、混乱をひき起こす。この弁証法は、すべての観念論を身につけた話し相手が振りまわす諸概念をひっくりかえしてしまう。さらにイライラさせ、非常に興奮させもする。だがこれは両者の誤解や攻撃性、緊張やストレスを解放してくれる。バザーリアの顔にはこの緊張の足跡がとどめられている。彼の落ち着きのなさ、神経質なピクッとした動作、病院全体を支配する混沌とした彼の仕事のスタイル。これらは病院の壁を打ち壊す人にかかわる重圧に抵抗する徴候である。私は自ら起爆剤——施設を維持するように訓練をうけながら、その施設を破壊するための——となるには、どうしたらよいのかを知りたいと思った。彼は語る。

はじまりは純粋に感情的なことであった。一九六一年ゴリツィア病院で仕事をはじめたとき、私はそこに展開される世界をもはやわかろうとは思わなかった。すなわち日常的に私の目前で行われる暴力を。私の批判はさしあたって純粋に人間的なものからはじまる。私にはまだ技術的側面と政治的側面との間の関連がわからなかった。

シュミット　当時はあなたはまだ政治化していなかったのですか。

バザーリア　理論的にはすでにそうでした。しかし知識人の間でよくみられるように、理論と実践とには差がありました。政治的に振舞いはじめたときも、私にはいつもまだ問題がありました。つまりどのようにしたら治療技術、つまり入院患者への接近方法を変えられるか、と。こうして精神病院の悲惨さにこたえるべき試みとしてゴリツィアの実践がはじまりました。それからまもなく、本来治療のための病院であるべきこの施設が全くそうでなかったことがわかりました。そこで私たちは何故そうでありえないのかを問題にしたのです。

シュミット　それに参加した人は多かったのでしょうか。

バザーリア　いいえ、はじめは全く少数でした。しかし次第に多くなり、ついにはグループ全体が行動をはじめました。それから六八年の運動が登場し、この運動の中で私たちの仕事はなくてはならないものとなりました。というのは一九六八年のスローガンの実践的な検証を可能にしたからです。

シュミット　そしてあなた方が皆その中で成長していった、実証主義的思考から弁証法的思考への移行はどのようにして行われたのですか。

バザーリア　それは、相互関連を理解するのに役立つ政治科学、すなわちマルクス主義、つまり弁証法的唯物論をわがものとするようになった時に起こりました。もちろん、さしあたって私たちはすべてを観念論的に考え、そう学んできた。つまり両親のいる家庭で、学校で、大学でそもそもそう考えることを学んできたのです。因果論図式で成り立つこの思考は私たちが成長してきた文化に適するものです。もしかするとこの観念論的視点からブルジョア唯物論、つまりプラグマティズムがやってくるのかもしれません。私たちが批判的に考えたり、問題を深く追究したり、諸前提を問題としてはじめて、弁証法的に考えはじめるのです。

シュミット　あなたはプラグマティズムを「ブルジョア唯物論」といいますが、それはプラグマティズムでは真の解決にならないということをいっているのですか。

バザーリア　そうです。心理学の領域から例をあげましょう。一つのグループが思い当たります。あなたは〈レッセ・フェール〉のやり方を知っていますか。知らないですか。そう、グループはさまざまな形態で組織されうるし、グループ内部の権力はいろいろなやり方で行使されうる。弁証法的にみえるが、きわめて権威的なやり方もある。レッセ・フェール・グループは制度化された構造をもたず、表面的には完全に民主的に機能しているように見えます。そこで何が起こるか。結果的にはいつもグループのリーダーが最終的に常に権力をもつためグループ内でもっとも強力な人物となってしまう。だから反権威的に見える方法は、最大限に権威的となる。例えば英語圏で、つまりプラグマティズムが信奉されている世界では精神医学の進歩に関してもそうである。彼らは精神病患者が本来相互的にのみ治療されうる、と発見した。それは革命のように思われるのですが、新たな種類の操作、つまり「治療共同体」がそこに生じたにすぎないのです。私たちはそれについて、『否定される社会』（ズールカムプ版）に書いています。

シュミット　想定された革命からいつも新たな操作しか生じないことを回避するための可能性を、あなた方はゴリツィアでみつけましたか。

バザーリア　それはすべて討論、つまりあらゆる参加者による展開過程の永続的検証の問題です。しかしそれはまた、どのように人が生きるかという存在の方法に対する了解の問題でもあるのです。ゴリッツィアにおいてもそうでした。私たちが進みはじめると、ある日入院患者は皆貧困であることに私は気がついた。そこで私たちはこの病気と貧困とを関連づけようとしました。そこで精神病とは貧困者の病気であるのかと自問した。いや、やはりそうではなかった。金持ちにもいるからでした。だが金持ちのそれは貧しい人のそれとはちょっと違いました。あるいは病気は違わないにしても、少なくともそのあり方は違います。それはなお非常に初歩的な論証でしたが、はじまりにすぎません。つまり私たちはさらに次のようにいいました。これらの人々は貧しいばかりでなく、権利を全くもっていない。苦悩の問題と同様、社会からの排除の問題もある。そしてこの排除過程は施設網、つまり国家がこれらの人々を管理しようとする上部構造によって管理されているのだ、と。そこで私たちは学んできたものすべてが間違っているのに違いないと、考えはじめました。なぜなら、精神病院とは悩める人を治すために作られた施設ではなく、「狂人」と呼ばれた人々を保護しておく施設であるからです。そこで科学とは何か、すなわちこのような場合に科学は何のために使用されるか、という問題が生じてくるのです。

シュミット　すべてはマルクスとどんな関連がありますか。

バザーリア　マルクスは労働者階級の辺縁化と抑圧との関係に関する討論を通じて関係し

てきます。もちろん私たちはある日突然、マルクスの中にすでに全部書いてあるじゃないか、などというつもりはないのです。ただ私たちは次第にマルクス主義は実証主義よりもずっとよく現実を正しく見つめる思考方法を与えるのだ、とわかってきた。政治科学が私たちの技術的発展過程を理解する可能性を与えてくれる、ということがわかってきたのです。

バザーリアとその共同者が他のイタリアの精神病院に、このような会話や分析によって多くの論敵をつくったのは当然である。だが否定しえない治療結果によって長く黙殺されることはなかった。例えばサン・ジョヴァンニ（トリエステ）病院への訪問者はひきも切らなかった。精神科医、学生、精神科関係者、出版者、ジャーナリストが世界中からイタリア反精神医学のメッカを巡礼した。お決まりの解釈の仕方を学んで体験してきた彼らは、白い机をはさんでバザーリアと向かいあって座り、従って果てしなく同じ質問をあびせる。すなわち重症の統合失調症者、躁うつ病者、カタトニーをどうしているのか。暴力をふるう人、アルコール症、自殺企図者をどう管理するのか。薬はどのくらい使うのか、妄想とか嗜癖への逃避をどう防ぐか。

声高のこれらの質問には、トリエステの精神科医たちは何も答えなかった。あるいは答えたとしても、ショックのため彼らはイライラし、理解できないままであった。バザーリアの時折の立腹も多くの訪問者には傲慢にうつった。彼らは何が背後に隠されているのかがわからなかったのだ。異なる思考体系がぶつかり合うと、どうしても誤解が生じるということがわからなかった。

バザーリアとその仲間たちの多くが悩んでいること、すなわち理論と実践との相互作用が訪問者には洞察できない。というのは、病棟見学、患者や看護者との話し合いにおいて、多くの人々は治療がうまくいっているということはわかるのだが、彼らがその科学的理論づけを院長から聞き出そうとすると、にがい思いをするからだ。お墨つきの処方のかわりに分析をきくことになる。また技術的手管のかわりに哲学的説明を、科学的理論のかわりに政治的理論をきく。

異なる思考傾向は誤解と並んで別の結果も生じる。つまりトリエステの実験は外部からは考察できないし、受動的では理解できない。それに対し観察者が真面目にかかわれば、自ら実験過程と結びついていくという事実である。それを感じるのは行きずりの訪問者だけではない。とりわけ短期間、ここで従来の精神医療とは異なる数少ない真の選択を学びとろうとやってきた仲間もそうであった。

彼らの一人、チューリッヒ大学医学部学生バルバラ・シュミット——ここに寄宿し、数カ月実習生として働いた——は次のように報告している。「いろいろな矛盾をより強く把握し、体験したために（例えば、ある事柄が理屈通りにいかない時など）、非常に多くのことを学びとりました」。このような矛盾と対決することで、ここで推移していく実験過程への集中も可能となる。また彼女は、「私はもはや外側に立ってはいません。また外側からこの実験に感心することはありません。ゆっくりといろいろな矛盾を認識し、批判し、そこにいる人々と共同して手がかりをつかみ、新しい解決策を見出すことを学んでいきました」と報告している。

矛盾、馬鹿げたこと、困難なことを認識し、分析し、新しい道を探り、葛藤を解決し、院内の患者すべてをこの過程に組み込んでいくこと、これこそがバザーリア・グループがすでにゴリツィアで、さらにトリエステで一貫してとってきた道である。この過程の目標こそ、私がトリエステ訪問でバザーリアと別れるとき、彼が私に再び思い起こさせたものだ。彼は言っている。「私のことを真にわかってほしい。私たちがこの病院を閉鎖すると発表することの意味は、病院の論理の遂行をやめるということなのです。壁が残っているかどうかは問題ではありません。私たちは壁の内外の文化を変えることによって、施設の論理を破壊するのです。そのことをあなたは読者にわからせて下さい。私たちは壁を問題にしているのではなく、施設の論理を問題にしているのです」。

第四章　ゴリツィアの民主的精神医療化

トリエステ精神病院解体はバザーリアが精神医療制度に対する一六年の間にたたかいとった最初の勝利である。彼の前任地ゴリツィア（ゲルツ）での試みはすっきりしない結末に終っていた。つまり、彼の敵対者にかっこうな論拠を与えてしまった突発事故が起こり、命とりとなったのであった。

一九六八年、自由化実験の七年目の九月のある夕方（バザーリアが休暇を過ごしている間のことだが）、年長の男性患者がいつものように土曜日だけ外泊に家へもどった時のことであった。その夫婦が喧嘩をし、感情的に爆発してしまい、夫は斧で妻を殴り殺すこととなる。そしてバザーリアの敵対者が期待したように、司法当局は好ましくない体制批判者を犯罪者扱いにする、歓迎すべき機会を摑んだ。外泊を許した直接の責任者である医師は、バザーリアに反対する陣営の保守的人物であったのだが、バザーリアはこの犯罪に共同して責任があると訴えられた。彼自身の考え方が患者にその行動の基礎を与えた、というのが理由である。裁判が行われ、バザーリアは無罪となった。だがキリスト教民主党の県当局によって行われた追い出しによって結局バザーリアは辞職した。その後のグループの指導は彼の友で、共同者のドメニコ・カザクランデがひき受けた。

しかし、まもなく解体過程の展開はもはや無理だとわかる。県保健局は外部センターの開設であれ、デイ・ケア、あるいは保護工場の設置であれ、制度的にその展開を妨害した。一九七二年一一月、バザーリアの後継者も退陣するという騒動が起こる。看護者のあるグループはその仕事場であるゴリツィア精神病院の残念な展開を次のようにまとめている。「県当局は言葉と行動で前任者の仕事を無に帰そうとした医師たちを導入した。これらの医師は自らの存在を正当化するために、病院をやりなおす他仕方がなかった」。

ゴリツィアの失敗はしばしば記述され、分析され、解釈されてきた。アゴスティーノ・ピレラ医師——前ゴリツィア精神病院医師、現アレッツォ精神病院長——は彼らの著作、『排除されたものの社会化』（ローボルト社、一九七五年）で「ゲルツ——現実の闘争のひな型」という見出しで一章をそれにさいている。その中で以前実験に参加した人と今日の同調者が、静かにゴリツィアの終焉について討論している。その分析の中で明らかになったのは、改革の失敗は反対者による政治的抵抗だけでなく、その抵抗活動を容易にする自己矛盾によるということであった。

例えばヴィエリ・マルツィ医師――ゴリツィアに短期間勤務し、今日アレッツォで医長をしている――は次のように考える。

ゴリツィアは最終的に、心理学をやる人、精神科医、社会学をやる人、看護スタッフの幹部教育センターとなるでしょう。以前からある専門エゴにより、一定の矛盾を解決するための決定的な着手ができなかった。以前バザーリアの仲間であった、アゴスティーノ・ピレラがつけ加えるには、一方でゴリツィア県当局の伝統的政治勢力はこの実験を終結させようとし、他方で専門家たちがゴリツィアの現状とは異なる現実の中で新たにグループを作り、自らを主張しようとしたのだ、という。

共産党系労組ＣＧＩＬ（イタリア労働総同盟）の専従のアダーモ・ソレバンティは、ピレラによってほのめかされた「異なる現実」が意味するものをさらに明確にする。一九七四年のゴリツィアの精神医学会で次の見解を主張した。

ゴリツィアの実験が失敗したのは、大衆によって支持されなかったからであり、労働者と県当局の職員の参加がなかったからである。

イタリアの進歩的精神科医たちがゴリツィアの失敗からひき出した教訓とは、精神医療改革は真空状態では進歩することはないということであった。まさに精神的苦悩は社会的問題であるため、そのようなイニシアティブも社会に根ざしたものでなければならない。というのは精神医療改革は政治的なことであるからだ。ゴリツィアが示したように、それは政治的地平でたたかわれたのである。

イタリアの政治風土では、このように素晴らしい実験が葬り去られることは極めてむずかしい。逆に、六〇年代、ユーゴスラビアとの国境沿いの、北東にある県立病院でなされた様々な分析は、翌年にはイタリアの南端まで広がっていった。これは他の国立病院にいるバザーリア・グループが、ゴリツィアで開始したものをさらに発展させたためであることはいうまでもない。

フランコ・バザーリア自身は伝統的に左翼によっておさえられているエミリア地方の都市、パルマの精神病院長への任命を受け入れた。だが一年もたたないうちにそこを去り、トリエステの県知事の招きに従った。

ドメニコ・カザグランデ医師はバザーリア退任後、ゴリツィアの院長となったが、一九七二年トリエステ精神病院の医長としてバザーリアに従った。

アゴスティーノ・ピレラ医師はゴリツィアのバザーリア・グループであったが、一九七一年以来共産党がおさえているトスカーナのアレッツォ県立精神病院長となっている。

ニコレッタ・ゴルトシュミット医師はゴリツィアに三年勤務したが、アレッツォへ行ったピレラに従った。

ヴィエリ・マルツィ医師はゴリツィアの前医長であったが、一九七四年アレッツォの医長となった。

ジォヴァンニ・ジェルヴィス医師は彼の仕事場を〈赤い〉エミリアのエミリア区へ移し、ちょっとしたことがあった後、中部イタリアのラチウム地区の県都ヴィテルボ「精神衛生センター」の所長となった。彼の妻レティツィアはアドリア県マルケにあるウルビーノ大学に任命された。

アントーニオ・スラヴィティ医師はゴリツィアを去ってから、北部イタリアの県都フェラーラの精神科部長となった。

ミケーレ・リッソ医師はローマで精神科を開業して、精神科の民主的専門家連合〈民主精神科連合 Psichiatria Democratica、略してPD〉の役員として活躍している。

ルチオ・シッタル医師はポルデノーネ（フリウーリ・ヴェネツィア――ジウリア）精神科部長となった。だが、この分散効果と並んで、ゴリツィア思想の伝播の助けとなったもう一つの経過があった。ゴリツィア自身はイタリアの知識人がその年経験した一つの意識過程の徴候にすぎない、という事実である。六八年運動の鍵概念、証明したものとは、イタリアにおいては権威や抑圧に対する抗議ばかりでなく、もっと多くのことを意味した。例えば国立大学の学生たちが教授のガウンの下にある旧態依然たるものを問題にするだけではない、むしろ授業内容や思考の手がかりが討論されたのだ。ブルジョア的教官の役割と並んで、教えられる思想も被告席につく。中心的討論内容はブルジョア科学の見せかけの価値自由性であった。そのためゴリツィアの精神科医がそのイデオロギー的機能の分析を開始しただけでなく、全国の社会・政治学的に関心のあるグループも開始した。この討論の重点は資本主義的生産様式の中での制度とその機能の政治的分析に置かれた。

このようなキャンペーンの触媒の役割を果たした一つに、その年のイタリア共産党、その機関紙、なかんずくその「頭脳集団」である〈グラムシ研究所〉があった。この研究所はイタリア共産党の創立者である哲学者、グラムシに因んではじまったのだが、経済、歴史、社会諸科学、法学、哲学、教育学、批評と美学の領域の研究に関するマルクス主義研究センターである。だが、他のさまざまな思想流派との交流も助成している。

例えば一九六七年、イタリアの保健関係者のエリートであるマルクス主義的、またブルジョア的医師及び医学部の教授たちが〈グラムシ研究所〉の音頭とりで一堂に会し、〈今日の医学と社会〉というテーマで、生物学と精神医学の新しい認識及び社会・政治的発展との関連について討論した。

これと似たイニシアティブで、全国のさまざまな進歩的医師及び保健従事者の間の非公式な交流も行われるようになった。一九七三年一一月、バザーリアも属している精神科医のグループがこの交流を軌道にのせた。彼らは「かなりの程度の均等性」を達成することを目標にした〈民主精神科連合〉という組織を創立する。そしてまた、偶然の法則や個人的性向によって厳命されることのない党派性をつくり上げることを目標にした。〈民主精神科連合〉

の創立者たちは、この党派性が労働運動の組織勢力との恒常的論争と相互的検証過程から生じるものでなければならない、という見解を主張したのである。

一九七四年六月、第一回〈民主精神科連合〉大会はゴリツィアで開催された。この場所の選定は煽動的というよりも、実際上の理由からであった。すなわちCOSP（Circolo Operatori Sociali Psichiatrici、社会精神医療従事者サークル）が大会開催の組織化をひき受けてくれたからである。COSPとはバザーリア派の退陣後、精神病院が収容所へと転落するのを連帯して阻止しようと、ゴリツィアに集まった進歩的看護者の同盟である。

〈民主精神科連合〉の組織者と指導部は会議の結果に驚いた。二五〇〇名の参加者――精神科医、看護者、心理学者、学生、ケースワーカー、教師――がゴリツィアにやってきて、「精神医療と法律」、「社会的排除と精神医療」、「精神科スタッフの教育」の各テーマで討論が行われた。この会議の重要な構成に政治団体の参加があったほどだ。

例えば共産党や社会党は代表を送った。イタリアの労働諸団体・CGIL（イタリア労働総同盟）・CISL（イタリア労働者組合同盟）・UIL（イタリア労働者連合）がかなりの代表を送り、論文や指定討論を申し出ていた。また母国で類似の精神医療実験をやり、そのため国外へ逃亡しなければならなくなったチリやアルゼンチンの政治的亡命者も発言を申し出た。ラッセル法廷は副主幹のウラジミール・デジェール氏を送り、彼は主幹のジャン・ポール・サルトルの挨拶をもって以下のことを強調した。「われわれの団体も〈民主精神科連合〉と同様の目的を追求している」。

大会は、ＰＤ事務局長のジャン・フランコ・ミンクツッィが警告しているように、確かに数しれない意見発表があったが、自己の実践の具体的分析がほとんど見られなかった、ということだ。これに対し、共通する実践に関したくさんの手がかりを見出したことは、肯定的に考えてよい。このことにはＰＤをイギリス反精神科医と同一化しようとするグループへの拒否が含まれる。ミングッツィは次のように語る。

精神病はない、それ故治療も必要ない、という反精神科医の発言を私たちは拒否する。精神病者は私たちにとって事実的現実なのだ。それはその存在を否定するという問題でなく、どのようにこの「病気」が濫用されているか、をあらゆる分野ではっきりすること、この濫用をのり越えて行動していくことである。

最初の大会から二年後、〈民主精神科連合〉は一九七六年九月、新たに今度はアレッツォで大会を開催した。ここで最初の成果が発表された。PD指導部はその報告(Primno Congresso Nationale di Psichiatria Democratica)の中で、約一〇〇〇名——現在三〇〇〇名——に増大した会員の党派性に特に注目した。このドキュメントの発表はイタリア左翼に広がっている表現様式の一例である。それは恒常的な政治分析と運動、つまり左翼理論と実践との相互的検証の過程で形成された声明なのだ。まさしくこの声明は、共同過程で作り出されたものであるため、労働者であれ、科学者であれ、政治家であれ、党派であれ、労組員であれ、政府の一員であれ、この過程に参加したあらゆる人々の総意である。

われわれはすべての立場において「進歩的」専門家の組織であることを拒否している。しかしまた、われわれは通常の言葉の意味での政治集団ではない、と常に強調してきた——もっとも周囲は政治集団だ、とくり返しみなそうとしていたが。こう主張すると、われわれの運動が特殊なものだと考えた特異な立場と矛盾することになろう。つまり、われわれが自分の活動を政治的だと自覚している、という事実と矛盾することになろう。われわれはこの専門的実践の範囲内で、精神医療の適用について討論していくばかりでなく、イデオロギーとしての精神医学、それ自身の正体をあばいていくために政治的に行動するのだ、と結論したのだ。もしせまい意味の政治集団を形成するために独自の活動分野から足を踏み出したとしたら、自分自身の職業の枠内で実践的地平でも、イデオロギー的地平でも、自らの活動の政治的性格について何ら討論せず、ただ党派の中で政治をやっていたかつてのインテリの態度と同じ態度をとることになろう。

因みにわれわれは、自分たちが求めている社会医療の革新は大衆運動にとってのみ現実的目標となりうるのであり、大衆運動は決して専門家の運動とは比較にはならない、という見方をもっている。だがしかし、それは実践的経験と理論的分析で寄与することとなれば専門家の組織が有益な貢献を遂行できない、などということではない。

精神医療の急進的変化はどうしても人間関係の変化、すなわち社会関係全般の変化を前提とせざるをえないと考えるならば、それはこの方向でたたかっているあらゆる政治的、社会的集団の関心事であることは明白である。われわれは明確に輪郭の描かれた諸課題にとり組みながら、その方向に進もうとしている。

これらの課題が何であるかは、われわれの展開の分析から生じる。それは次のようにまとめることができよう。すなわち〈民主精神科連合〉は前進する国内の政治的諸勢力の専門的担当者となりうるだろう、と。われわれは政治家と学者との間に伝統的に存在する均衡をこわしてきた。このバランスは政治家――進歩的であれ、保守的であれ――が「学者」を唯一の専門的担当者として公認していることを包含していた。そして精神医療の新しい選択の実験以前には「学問」はいわゆる価値中立性をもつものだ、という以外には誰もその役割を認めることはできなかった。「学問」の立場はつまり妨げられることもないし、政治家は、どんな党派であれ、それを受け入れざるをえなかった。精神病院ではじまった運動はこの学問上の真理の自負をぐらつかせた。同時にこの運動をもとに、進歩的諸勢力は新たな対話の相手を得ることとなった。つまり自分の活動分野の政治的分析から出発して、見せかけの価値中立性をもつ「伝統的」学問以外の内容を媒介できる専門的担当者である。

党派でも労組でもないが、それに非常に密接に関係するこの立場は、党派や労組がもてない、また諸研究にとって理論的、実践的地平において必要とする柔軟性と解放性とを生み出す。

このような文脈から、民主的精神医療がイタリア労働運動の中でももっとも活発な組織と何とか結合していこうとすることは、単なる左翼知識人の妄想であるとか、マルクス・エンゲルスの熱心な講義の結果であるなどとするとすれば、それは誤解である。というのは、イタリア反精神医学の行動には次のことがしばしばいえるからである。つまりこの効果的な大衆との結合のお陰で、精神病院解体主義者の関心事はイタリア左翼にとっても常識となっているからである。

だが、この大衆の参加はただ利益だけをもたらしたものではない、ということも明白である。共産党あるいは労組との連合は自動的に病院解体の遅滞、そして明らかにその困難とときには制限も意味していた。というのは、大衆とともに歩む人々にはまた待つことができなければならないからである。そこでは疑問や批判を納得させることが重要であり、しばしば粘り強い努力を要する対話の中で、根っからの偏見や態度を捨てさせるように人々を指導することが重要であるからだ。そこで党員にも、工場の事務員にも、流れ作業の女工員にも、街を歩いている男性にも、このような実験が成功するか、失敗するかが彼らにも関係があることを明確にしていかなくてはならない。また改革の目標や内容だけでなく、そのテンポも大衆の意識状態に合わせていかなければならない。

そのような共同作業が可能であるという例もたくさんあるが、逆の例もある。例えば、パルマ実験の際の共産党との軋轢がちょうどそれにあたる。つまりバザーリアがパルマでの自分のポストを急に投げ出さなくてはならなくなった例である。一九七六年夏の選挙を前にし、たしかに彼は共産党の政治家マリオ・トマスィーニの選挙運動をたたかうためにパルマに行かなかった。が他方彼がパルマで共産党によって全然支持もされず、多くの場合直接妨害された感じを抱いたことも隠さなかった。

「制度を足早に通りぬける」――彼自身がこう表明している――は共産党内部の意見形成のゆっくりした過程とは、なじまないことは明白である。駈け足で進もうとしたり、進まざるをえない人は、自由な軌道が必要である。しかし、共産党は基本的に広範なコンセンサスができた上ではじめて、あらゆる展開が可能だ、という意見をもつ。

そのためバザーリアにとっては、実験地を共産党の影響があまりないトリエステに移すことが便利であった。それが精神医療革命家に対する賛美にもかかわらず、〈民主精神科連合〉の中で彼の個人主義に対する批判がゆき渡る理由であった。しかしながら、共産党との共同作業におけるこのような矛盾にもかかわらず、民主的精神科医はこの〈キャンペーン〉と連帯していた。そのことはアレッツォの会議に関する年報でPD報告者たちも以下のようにふれている。

これまで共産党との共同作業がもっとも容易で強力であったことを黙っていたとしたら、それは不適当であろう。それにはさまざまな理由があるからである。つまり社会的排除や社会的保護（〈アシステンツァ〉）の問題に対する彼らの鋭敏き、その組織的構造、ＰＤの多くの支持者が共産党員でもあるという事実にもちろんよるのだ。しかしながら共産党との軋轢はなくなっていないし、なかでも地域の具体的問題を目の前にして異なった立場をとるということが、なくなることはない。

今やすべてはトリエステの実験をかたずをのんで見守っている。というのは精神病院制度の最終的解体が現在の時点で意味があるのか、あるいはこの現にある制度が犠牲者を生み出しているように、精神病院は長く必要であるのか、に関しイタリアの新たな展開をもとめる精神科医は決して一致していないからだ。だが今の精神病院を変えなくてはならない点では、一致している。

この変化がいかなるものか、イタリアの精神病院がどのように処遇されたか、薬物や他の治療法がどのように使われるか、新しい患者の受け入れがどうなるか、新たに諸制度がどのように改革されるか、これらは以下の章で示される。トリエステ、パルマ、アレッツォの県立病院、その周辺、例えばペルージャ、ボローニャのピエロ・オットネッロ大学病院がその報告に入っている。これらを選んだのは、最近数カ月、あるいは数年、他の都市では民主的精神医療の実験——一部は県当局の手で、一部は個人的に医師やグループの手で——が行われていない、ということを意味するのではなく、むしろ本書の出版条件からもっとも重要な例だけをピックアップしなければならなかったからである。

第五章　イタリア反精神医学の本質

ローマであれ、トリーノであれ、フランクフルトであれ、チューリッヒ、あるいはニューヨークであれ、伝統的精神病院での精神病の扱いは、少なくとも初期の段階では医学での普通の形式――病歴、診断、治療――に従って行われる。つまり病歴をとり、疾患名をつけ、それに適した治療を行う。

この形式を精神疾患に用いる人は――意識的であれ、無意識的であれ――身体疾患と精神疾患との間、肉体的疾患と心的疾患との間、つまり例えば、脳皮質の炎症と統合失調症との間に根本的差違はない、ということを信じている。もしそうだとすれば、両者は器質的疾患である。この場合、ある症状から特定の疾患を結論づける伝統的方法が利用される。精神的であれ、器質的な機能不全であれ、医師の課題は同様である。すなわち症状を認識し、それを正しく解釈し、そこから適切な治療法へと進んでいくことである。脳皮質の炎症の際には、例えば抗生物質であり、統合失調症の場合は精神病院への入院であり、そこでお決まりの治療（例えば向精神薬、ショック・遊戯・精神療法、多くはいろいろと少々ずつ）である。

イタリアの民主的精神科医は精神疾患の治療の入口として、診断・治療モデルを一致して拒否する。これにはたくさんの理由がある。そのうちもっとも重要な一つは、このモデルが医師と患者の間にある非常にきっちりとしたパトロン的で権威的関係を前提にしているから、ということだ。この関係では一方――もちろん医師――は認識し、思考し、処置する主体であり、他方――もちろん患者――は事情に通じていない、受身の、無能な対象へとおとしめられている。

この関係は、進歩的医師が強制着やショック療法をやめ、それを精神療法で代替させている精神病院にもあてはまる。医師と患者の間にある権威的傾向が変わらなかったり、制度的枠組みがとり除かれない所では、これまでの方法が自動的に抑圧の道具となっている。つまり以前と同様、今日もそれを満たしてきた精神病院の目的のための手段、すなわち不快な分子を社会的に管理することになっているのだ。バザーリアはつけ加える。「たえず無意識的なものとの関係によって症状を基礎づけようとする精神力動論も患者を対象としてみている。たとえ他の視点からであれ、精神力動論はもはや身体ではなく、その人格を対象としているのだ」。

なぜ診断を拒否するか、というもう一つの理由をローマ出身のルイジ・カンクリーニとマリーザ・マラゴリ・トリアッティはその著書『精神医学と社会関係』（リウニティ出版、一九七六年）であげている。それは医師の診断の影響である。この職業的医学の側からの判定は、逆に心的疾患をひき起こす要因となりうることを明確にすることである。二人はイギリスの反精神科医、レインをひき合いに出し、次のように書いている。

精神医療において、診断は状況に影響し、それを変え、病歴の中で病気――治るものだと言い立てられている――をひき起こす「病因の要素」と考えられうるものである。

精神病である、という医師の確定が患者の精神状態にことのほか影響するのだ、ということは明らかである。これは、診断がすべての他者と同様、いろいろともち回る不安や困窮を強めるためばかりではない。それが患者に宿命的なレッテル、つまり次のような刻印を押すことになるからである。すなわち社会的評価の喪失、一般社会からの排除、作業能力及び治癒からの除外である。

治療の出発点としての診断を拒絶するための正当な理由、このことについてはバザーリアがもっとも簡潔に述べている。「われわれはいずれにしろブルジョア精神医学——その基礎のすべてを否定するが——の構造から出発している諸概念をどのように扱うべきだろうか」。

だがイタリア反精神科医全体が最終的にその診断を頭からしめ出したわけではない。いまでもなお彼らとの会話の中で、統合失調症、うつ病、アルコール症、てんかん、精神病質と言っているのを聞く。この矛盾の理由を問題にすることで、さまざまな説明が明らかとなる。もっとも明快なものはトリエステの医師からのものである。「私たちはすべて伝統的学派の医師や精神科医であり、反射的にそういう判断をすることが起こる。だが重要なのは、私たちがそのような概念をいまもって常に頭の中にもっているかということではなく、どのような意味をそれに与えているか、必要とあらば何をその替りにしているか、ということである」。

民主的精神科医は何を伝統的治療の手始め、つまり診断の替りにしているのか、典型的な解答をアレッツォ精神病院のルイジ・アタナジィオ医師がしている。

大事なことは信頼関係をつくり上げること。つまり嘘、だまし、患者の内緒話をしないこと。そのことについて誤解をとり除くこと、患者がこれからどうなるかを完全に明らかにすること。

信頼をつくり出すこと。入院の具体的理由に答えること、共同して危機について原因をさぐること。これらの項目が最初の問いの答えとしてすべてにくり返される。それと並んで本書に登場する県立病院の入院に関し、二、三の相違はあるが、一致した傾向が目立つ。それは以下のようにまとめることができる。できるだけ入院は避ける。もし避けられない場合は、できるだけ短くする。病気を「ありきたりなもの」にしてしまうこと、つまり危機に導いた社会的、経済的原因以上には重大視しないことである。

　伝統的診断の拒否は、また伝統的治療の拒否でもある。それは新しい診断の考え方とともに伝統的精神医学においてますます重要となっている治療手段、つまり経口薬、浣腸、座薬、注射——時がたつにつれ他のあらゆる治療方法にますます多くの影響を与え、あるいは代替してきた——を当然別のやり方に導く。それらの薬をまとめて、向精神薬といっている。

「薬は基本的には患者の同意をもってはじめて投与される。つまり持続的投与はない」と、チューリッヒの医学生バルバラ・シュミットは、トリエステでの薬に関する体験をまとめている。そしてその量に関しても以下のように推測している。「私たちの場合、平均的使用量の約三分の一にすぎない」。アレッツォ精神科部長アゴスティーノ・ピレラもある数字をもち出す。「一人当たりの平均は以前の四分の一である」。また彼の仲間であるボローニャのオットネッロ大学のアルベルト・メリーニも、「六〇パーセントの患者が薬物療法を受けている」という。バザーリアの仲間のトリエステのエルネスト・ベントユリーニはそれにつけ加える。「そう、私たちは残念ながら向精神薬を使用するが、患者が自分の『正常な』行動の限界を超えてしまうためではなく、私たち自身の限界、つまり私たちの忍耐とか権力とか管理の限界につきあたるために使うのです」。

向精神薬に関し、イタリアの進歩的精神病院では同じ傾向にある。そしてその使用について非常にしばしば公開で、批判的に討論されているという他との違いがある。その目標は向精神薬の使用をますます制限していくことである。また啓蒙された看護者や医師ばかりで討論されるのではない。あらゆる開放された病院で、上位の、治療的要素となっているさまざまな会議で論議されている方がもっと重要である。アレッツォのピレラ医師は例えば次のように報告する。「私たちは数多くの薬物をすでにふるい落とした。それは看護者あるいは患者が全体会議で副作用について不満を述べたためである」。
民主的精神医療における向精神薬は、今となっては急性期の危機状態の鎮静剤として、また全体会議のための補完物として、わき役を担っているにすぎない、と確言できる。それと並んでその使用を制限するため、この戦略が全体的に展開された。バルバラ・シュミットは報告する。

危機状況を患者と共同して向精神薬なしで切りぬける諸前提は次の通りである。患者の落ち着きのなさにできるだけ早く気づくこと。患者が時間の経過とともに自分の不快感を表現することを学ぶこと。そうすれば、解決策を探しだすことができるのだ。それにもかかわらず問題が生じたとき、看護者を受け入れられるように、患者が十分に信頼をもてるようにする。そしてまた、この看護者が逆に不安やうつ的にならないようにすることである。

薬物の扱いに関し、ボローニャのピエロ・オットネッロ精神科のアルベルト・メリーニ医師は言葉をかえていう。

当初治療全般は症状に対する闘いであった。ある人が錯乱すると一定の薬物を投与した。それが効かないと他のものを使った。医師と症状との終りのない闘いであった。そうこうしているうちに、私たちはある洞察に到達した。つまり、症状とは必ずしも否定的なものではないのだ、と。ある人が会議中に狂気を振舞うと、今や会議が彼にとってどんな意味をもつか明確にしなければならない。すべての人々は自らに問いかけねばならない。つまり、私がそのような行動をとる人を見ること、それは私に何を呼び起こそうとしているのか、と。そしてまた逆に、そのことが彼自身の行動と意識へ反作用を及ぼすのだ。症状は使者となる。その結果、私たちはもはやこの症状と闘争する必要はない。医師と患者は共同して患者が何を求めているのか——例えば鎮静剤、ひょっとすると睡眠薬を必要としているか、を見出そうとする。そして、もはや歯をくいしばって症状と闘うため、ひき続き新しい薬をためそうなどということではなく、適当な薬を共同して探すことを通じて、もっとも簡単で、もっとも安全なものがまだ残っているのだ、ということがわかった。

医師・患者の民主的関係、会議において遭遇するあらゆる問題を公開で討論すること、伝統的医療とは異なる薬剤の取り扱い方、あらゆる閉鎖病棟の開放と外部への病院の開放、それらは革新的病院の内部改革の本質的特徴である。しかしながら、この変化は病院内のみにとどまらない。イタリアの民主的精神医療とは精神科医療の脱中心化、つまり巨大精神病院から外部の革新的施設への重点の移動なしには考えられないであろう。

さらに重要な外部施設はトリエステ、パルマ、アレッツォ、ペルージァに建設された精神衛生センターである。ボローニャでは街のナイト・ホスピタルが一部その機能を演じている。そして他のイタリアの諸都市でも近年そのようなセンターが生まれてきている。

それらを全体として述べることは困難である。というのは個々のセンターすべてがそれぞれの個性をもっており、建物、環境、施設、そこで働くチームの特性が違うからである。

だが次の機能はそれらに共通している。あらゆる種類の精神的問題の相談所、あるいは外来診療所として貢献していくことである。そしてそれが大都市の一画にせよ、県周辺の村にせよ、あらゆる場合において大衆の近くにあるということである。センターの仲間は活発であり、センターの内と外で働いている。つまり、彼らは面倒をみている患者の家族とも接触をもっており、家を訪問し、肉親と話す。彼らは人間関係の問題、住居、職探し、近所との葛藤、面倒な役所の手続き――例えば国の補助金の問題――であれ、手伝っている。それは「精神病者」に限られたわけではなく、しばしば家族の面倒もみることになる。このあらゆる努力の目標は、可能な限り病院への入院を避けることにある。

他の新たな展開は、民主的精神科医たちに直接由来する。つまり、家族グループあるいはアパートグループである。この状況の革新的展開はとりわけトリエステで強力に推し進められた。というのは、これこそが最終段階――病院の閉鎖――を可能にすることになるからだ。

イタリアの民主的精神科医が革新的実践で根本的に一致できたのは明らかに制度とそれに関係するもの、つまりブルジョア精神医学をていねいに共同して分析したからである。これらの分析は新路線を守るあらゆる人々によって、ニュアンスの差こそあれ、受け入れられている。彼らは反対にこれまで精神病の発生および本質に関する自分の学説を気にかけることはほとんどなかった。しかし彼らがその実践の理論的基礎づけを諦めたというわけではない。

反対にイタリアのように、アメリカ、イギリス、フランス、ドイツの科学者の批判的労作が非常に強力に受け入れられ、討論され、実践された国はほとんどない。例えば一流の出版元――フェルトリネッリ、リウニティ出版、エイナウディ、ボリンゲーリ――のどれか一つが精神医療の討論の文献を一カ月に一冊は出している。イギリス、アメリカの科学者によるコミュニケーション理論の動きが受け入れられるばかりでなく、新たな社会学、心理学、精神力動論、人類学、哲学のたくさんの知識が受容される。例えば（いく人かをあげようとすれば）、ノーム・チョムスキー、クラウス・デュルナー、アーウィン・ゴフマン、ロナルド・D・レイン、セオダー・リッツ、トーマス・L・サズ、ライマン・C・ウィンが新しいイタリア精神医学の誕生に関係しているのは明白である。この問題に関し論争する隣国の人々——例えばフランスのロベール・カステル、ミシェル・フーコー、J・P・サルトル——の批判的知性と活発に接触をもつことは例えば、フランコ・バザーリアやフランカ・バザーリアにとって自明なことである。

イタリアの民主的精神医療の学派——例えば、イギリスの反精神医学に似たような——は、しかしながら生じなかった。そして精神病という現象やその成立の一般的な定義の探究は、新路線の多くの実践家たちによって拒絶された。それには様々な論拠がある。例えば、トリエステの精神科医、エルネスト・ベントュリーニはもっともラジカルに次のように表明している。

私たちは疾病の視点を月並にし、苦悩をある非常に具体的地平、つまり欲求の地平へもたらそうと努力する。マルクスのいう主要な欲求――一九六八年の運動によって表明された欲求でもある――すなわち生活の質、人間関係の地平へもたらす努力である。私のはじまりは「学問的」なはじまりではない。それ故に、患者ができるだけ自立できるよう、患者のために、また患者とともに諸条件――住居、金、仕事――をつくり出していくことが私たちにとって重要なのだ。私たちは例えば、これやあれやとどうして反応したのか、あちこち小さな頃のことを探したり、見つけたりすることよりも、それはもっと重要と考えている。私たちは伝統的精神医学を拒否するばかりでなく、あらゆる種類の精神医学を拒絶する。というのは、たとえ「民主的」あるいは「反」精神医学であろうと、それは精神病を人間の重大な特徴とするからである。あらゆる精神医学は、人格を唯一の現象へと還元する、という精神医学化に帰する。そして患者を対象とする、この非弁証法的関係に常に固執する。

この理論的真空状態に直面して、イタリアにおける革新は最終的に盲人の手さぐりになってしまう危険性はないのであろうか。あるいは、もっと悪いことには、患者を受け入れる努力は最終的にたとえ人間的といっても、新たな社会的管理技術以外の何ものにもならないのではないか。

イタリアの精神医療を改革する人々は、なお実践へと組みかえられる完成した処方箋を確かにもっていないが理論的上部構造のかわりに別の管理検閲機構を設定しているといえる。彼らはそれを〈ベ、リ、フィ、カ、（検証）〉と呼んでいる。それはその過程に参加するあらゆる人々による、またきちっとした枠組みの基準を手がかりにして、自己の実践を日常的に連続して批判的に確証することである。

この確証がたえまなく約束され、遂行されているということは、病院や「新路線」の外部センターをちょっと訪れることで明らかにされる。あらゆる研究機関の部屋とか事務室で、二人とか、一〇人とか、一二人とかの人々が座って討論していない日はほとんどないくらいである。それは看護者、ボランティア、学生、医師、ケースワーカーであった。彼らは机、椅子、窓の枠、紙屑籠、土間に座っていた。そして彼らは攻撃し、防戦し、時に叫び、まれに黙っている。相互にしばしば驚くほど素晴らしい分析、命題、批判で競い合う。この言葉のやりとりの目的は、政治的分析によって与えられる基準を手がかりに自己の毎日の実践が共通の目標に役立っているか、あるいは矛盾しているかをチェックすることである。

もちろん、理論的背景のない「検証」などというものはない。だが、それは精神医療の技術論ではなく、精神医療の実践論である。そして第一に道具を正しく、あるいは間違って使うという問題ではなく、展開する過程の正しい舵とりをするという問題である。この過程は様々な地平で推移していくため、討論されないものはない。例えば、自分の望み、不安、役割の葛藤、上司の態度、同僚看護者の態度、患者に対する関係とか、同僚に対する関係というような関係のむずかしさなどである。

この強力なコミュニケーションは確かに文化に根ざす現象である。イタリア人は一般的に話し好きだし、よく話す。しかしこの会話の喜びがここでは革命的な目標到達のために利用される。活発な意見交換はすべての参加者に自信をつけ、彼らは自己や他者の行動を冷静に見つめることを学ぶ。彼らは権威に対し尊敬をもたなくなるし、古い役割や行動様式へと退歩する危険へおちこむことがあまりなくなる。たとえそうなっても、彼らはより早く気づく。それは医師にも看護者にもあてはまる。

この革新的実践の完全に決定的要因は、看護者の役割の変化であることは疑いもないことである。〈カメリーノ〉の開放化の例が示すように、この転換はむずかしかった。それに携わった中の一人は次のように思い返す。「以前は何といっても看護者が第一であった。今や患者の問題が前面にある」。

看護者も、医師さえも、制度的権力の解体に甘んじなければならない。この喪失が清算され、そのかわりに責任や創造性にプラスになることにより、新しい役割を受け入れることができる。自己の仕事の質的変化はアレッツォ出身の看護師の陳述に明瞭である。

以前なんか、二名から三名の看護師で六〇名から七〇名の患者を監視できた。今日ではたっぷりと一名の患者に何と一名の看護師を要します。もちろんすべて自分でやれる患者がかなりいます。彼らは全く面倒みる必要はありません。それに対し別の所には問題をもつ患者がいます。特に急性期にある人々です。彼らがやってくる時は危機状態にあり、やってはならないことをやってしまう場合があります。その場合、彼らのもとにいて観察し、介助し、適切な道へと導くのです。

この看護師が記述したことは全くの監護機能から治療的行為への移行を示している。この役割の転換が困難であったのは、もちろんイタリアの精神科スタッフがあまり教育されていないことからきていた。精神科看護者の教育は六カ月の学習から成り立っていた。この間準備のために、社会的にも、経済的にも低く評価された職業（看護者）へすすむ前に、全病棟を回っていく。洗浄や注射以外、もちろんあまり多くは習得していない。というのは理論学習が全く欠けているからである。

このむずかしさは次の事実からきている。第二次大戦後、仕事のない多くの旧兵士たちは賃金の安い仕事――全然熱意がもてなかったが――を国立精神病院に見出した。開放や改革の過程でしばしば一部のスタッフによる強い抵抗にあったのも、不思議なことではない。例えば一九七一年、トリエステ精神病院に働く三五〇名の看護者のうち約三分の一が――様々な動機から――すぐに新しい方向性を求めた。他の三分の一は当初なかなか困難であったが月日がたつうちにこれらの看護者もこの過程に組み入れられ、次第に抵抗をやめていった。

残りの三分の一はこの方向でのあらゆる試みが無駄骨だった。政治的理由からであれ（例えばネオファシスト党、ＭＳＩの党員の場合とか）、精神的能動性が欠けているためであれ、伝統にベッタリの看護者は猛烈な抵抗を示した。彼らはある時は中央調理室を燻り出したり、便器の管をセメントでつまらせたり、進歩的同僚の車のタイヤに穴をあけたり、患者を攻撃的行動に走らせたりした。

バザーリアの仲間がこの行動の主な理由をまとめている。

――新しい医師たちのあまり権威のない態度による自信喪失、すなわち父親像の喪失。

――明確に定義づけられた、患者に対する権威的役割の喪失、すなわち同一性喪失。それに非常に重くのしかかってきた不利益に対する不安、すなわち失業への恐怖である。この不安はもちろん、トリエステの場合理由がなかった。というのは、トリエステでは革新に抵抗し、許されざる手段で反対しないかぎり、看護者は誰も解雇されることはないからである。たとえ病院が閉鎖されても、看護者すべてはそれにかわるべき職場、例えば住宅グループとかセンターとかが見つけられることになっていたからである。

以前から制度上の権力機構の中で一番高いところに位置していた、精神科管理者、すなわち医師の役割はどのように変化していったかがまだ問題として残されている。ある精神病院、つまりボローニャのピエロ・オットネッロ大学病院の脱階層化に関する詳しい報告が雑誌「人間科学の精神療法」（本書第七章参照）に発表されている。

この自らの脱権力化過程は、上からの階級闘争のあらゆる矛盾した特徴をもっている。というのは、アペニン半島の政治風土でまず第一に驚くことは、ヒエラルヒー権力に対し、被圧迫者である患者ないしは看護者によって異議申し立てがあるのではなく、権力者自身によるものであるからである。それはまず第一に、失敗とみにくい歪曲へと導かざるをえなかった。現実的な構造変化、〈新たな関係〉、民主的精神医療の核は看護者と患者が能動的にその権利を認識して初めて生じるからである。

革新的実践が、古い医師の権利を保持したままの偽自由化とは異なって、どんな様子であるのかをトリエステの一人の実習生が描写している。

医師はいろいろと行動するようになり、嫌がることなく掃除の手伝いもするようになる。その結果、看護者が患者と一緒に家庭訪問したり、散歩に出かけたりできるようになった。医師も興奮した患者に対し、慰めとか、薬物によって、あるいは身体的介入そのものによって落ち着かせるような時、一生懸命やるようになる。彼は決して他の病院のルーティンワークのように、単に鎮静剤を注射するような指示を与えるようなことはない。

医師のほとんど制限のない権力は次のようになった。彼らは決して自分の部屋とか、その他のところに引っ込んでいることができなくなった。トリエステでは患者たちはどこにでも入れ、閉ざされた戸の陰で話をすることはない。しかし、患者たちはまたすべての人と同様、一定の規則を守らなくてはならない。例えば、会話を途中でさえぎらないこと。もしそうした場合、彼らは——時に全く無愛想に、素っ気なく——叱られる。というのは、医師や看護者もその要求をもっており、患者も自分の欲求を人がどのように応じようとしているか、を配慮しなくてはならないからだ。もう一つの規則。「狂っている」ということが、自分が自由に暴れまくり、それに対し責任をとらなくてもよい、という風にはならないことだ。チームが守らなくてはならない規則、それはあらゆる自立的行動である。上からの主張に対する抵抗がまじめに考えられ、解答されていくことである――たとえこの行為が患者からであろうと、ボランティアからであろうと、看護者からであろうと。というのは、抑圧に対する異議申し立ては非常にまじめなものであり、それに応じないことは重大な過失となるからである。

被圧迫者が異議を申し立てることはいつでも革命的な進歩である。そして革命、つまり患者の革命、また他の参加者の革命は――そう単純化して主張しうるとすれば――民主的精神科医の治療目標である。この命題の実践例として、次にトリエステ精神病院の長期入院患者、ロザンナをとり上げてみたい。

第六章 ロザンナの場合

一九七七年六月、私はトリエステ精神病院の女性入院病棟にいるロザンナを訪れた。彼女は八人用の部屋に横になっていた。その隣りのベッドには灰色の髪の女性が寝ていた。その他のベッドは空いていた。格子のない半開きの窓の外の木々がその部屋に陰をおとし、涼しくしていた。ロザンナはがっしりとした体格の女性だった。黒い短く切った髪、大きな頬骨、誇り高く前に出た顎。ベッドの上にある力強いむき出しの腕には瘢痕がついており、それは短い真っ直ぐな線とその左右の外科的縫合跡の黒い点で縁どられていた。

ロザンナの足にはギブスがまいてある。重症の複雑骨折で少し前に手術を受け、まだ完全には治っていなかった。五カ月前トリエステにあるローマ劇場の九メートルの高さから飛びおりたのだ。その絶望的な行動の理由について私が尋ねると、完全に危機状態にあった、と答えた。

ロザンナのうつ病はよくわかる。彼女は二六年間の生涯で、うれしいという経験を一度ももてなかった。

彼女は望まれない、愛されない子であった。数年間、イタリアでよくいう、「尼さん」へ両親によって出された。だが、彼女は粗野で、生身の生活に関心をもつ子でもあった。それ故、厳しい尼僧院の躾に反抗した。どんな反抗、闘い、おしおきが厚い僧院の壁の中で行われていたか、その病歴からはうかがいしれない。書類にはロザンナが一九六五年、一五歳の時、トリエステ精神病院へ入院したことが記されている。彼女は次のように語る。

ここにやってきた時、それがどういうことか私にはわからなかった。私は女性病棟にいた。そこでトンボ返りをし、窓ガラスを破った。医長は私を閉鎖病棟〈Q〉に押し込めた。私はよく殴られた。また棒でもたたかれた。面会にくる人は誰もいなかった。父も母も一度もくることはなかった。皆私が狂っていると思っていた。でも私は狂ってはいません。時折私は怒りの発作に襲われた。そうすると、洗面所に閉じ込められ、注射され、脊髄穿刺をされた。なぜそうされるか、わからなかった。女医は私がまた発作を起こすかどうか調べるためだ、といった。気分がこの上もなく悪かった。私はやんちゃだったし、まだ小さかった。遊びたかった。また遊んでいる時、いたずらをすることがあった。看護師は女性の監視人に私を〈カメリーノ〉へ連れていくように言い、医長に報告した。時折何カ月も〈カメリーノ〉にいなければならなかった。またその都度二週間、あるいは一週間のこともあった。そこに監禁されたのだ。私はそこで非常に苦しんだ。誰も私のことをわかってくれる人はいなかった。面会者を見かけるごとに大声で叫んだ。彼らは、可愛想な子だよ、どうしてあの子を監禁しておくんだい、と言ってくれた。

何か欲求がある時、例えばおしっこやうんこがしたい時、トイレでできない。〈カメリーノ〉では特にそうだった。ある時、足のつま先から頭のてっぺんまでうんこを塗りたくったこともあった。また壁や窓にもそうした。そうすると、彼らがやってきて私をつれて行き、風呂に入れた。またある時は女医先生の頭にうんこの塊がおっこちた。それがすごく気分よかった。彼女は私をひどい目にあわせた。あのドットレッサ・M……。彼女は今ゴリツィアにいる。けれどもここにやってくると私をひどい目にあわせる。私は彼女を殺したいほどだ。彼女は動物だ。人間なんかじゃない。ここにはかつて人間であった医師はいなかった。また彼らは私たちを動物のように扱った。でも私たちは動物なんかじゃない。たとえ問題があっても人間なんだから。
〈カメリーノ〉にいる時、時折私は顔を金のこ屑で傷つけた。それは再びそこから連れ戻される口実となった。それから彼らは私の顔に感染症を起こさせないように私をベッドに寝かせた。

病院でロザンナは自分の肉体を傷つけることを学んだ。かけらやカミソリの刃で腕、顔、胸を切った。当時、それはむごたらしい〈カメリーノ〉から出てこれる手段であった、と彼女はいう。ひょっとするともっと多くの意味があったかもしれない。例えば、看護者や医師の目を自分に向けさせることができるとか。そしてこの注目こそが、ロザンナがこれまで一度も他の誰からも得られなかったもの、つまり愛の代償であるかもしれない。

ある時、私は友達のグラツィエッラと部屋にいた。そして一つのコップを投げつけてこわした。そこで彼女が私に、あんたは私に身体を傷つけてほしいというの、と言ったので、そうよ、でも痛くなんかないのよ、と答えた。そして彼女は私の身体を傷つけた。私は何も言わなかった。私は看護室に下りていった。グラツィエッラが私を傷つけたことは誰にも言わなかった。医師は私を長椅子に寝かせて、尻をたたいた。非常に痛かった。

罰、殴打、サディスティックな折檻――ロザンナの人生は破滅的生の歴史である。彼女を育てる人々は、つらい暴力に抵抗する彼女に対し、唯一の方法きり知らなかった。それは、それ以上の暴力という方法である。彼女がそれにどう抵抗したかを、自ら次のように記している。

　私は他人を傷つけるよりも自らが苦しむようにいつも振舞った。私はマゾだと思う。自分が苦しむのが好きだから。非常に好きなの。

精神分析学はサド・マゾ的機能を長い間研究し、記述してきた。ロザンナの記述はその見本である。しかしながら、ロザンナの治療者の一人であるマリア・グラツィア・ジャニケッダは、心理学化した解釈に対するトリエステの仲間の反感に添うかたちで、それに満足しない。彼女にはロザンナの行動も精神病院の環境、すなわち彼女がいうところの「精神病院文化」によって刻みつけられたもの、と考える。この文化的影響が特定の規範をつくり、それ独自の価値体系を発展させ、そこからさまざまな行動様式が派生してくる、というのだ。

ロザンナは途方もなく傷つきやすい。それに加えて精神病院がモデルとしてつくった、独特な人間関係の型にのみ対応する。例えば、いつも彼女は自らを誰かの庇護下におかなくてはいられない、というようなことだ。

ロザンナは実際、トリエステ病院の重症患者の一人であった。彼女は人間としての価値をもつ現存在を拒む制度の産物である。格子のある窓や閉ざされたドアの中で育ち、抑圧的看護者及び医師の厳格な規律のもとに社会化し、ひどい体験以外には経験できない、また欲求不満な関係以外には結ぶチャンスのない状況。贈物への彼女の渇きはあくことを知らなかった。またあらゆる拒絶による絶望もはかり知れなかった。自己破壊、自殺による脅迫、自殺企図は彼女の唯一の武器である。彼女の唯一の全モデル、それは無防備か防備かのどちらかである。自立、自己決定、それらに関し彼女は何も学ぶことはなかった。病院が彼女に教えたことに、これまで抵抗することができなかった。それでも彼女は、依存と反抗との間、屈服と抵抗との間で行動していたのだ。しかしながら、ロザンナにとってもバザーリアの着任は大きな転回点であった。

今は素晴らしい。バザーリアがやってきたし、新しい医者もやってきた。今は皆自由に振舞える。どこにでも行けるし、バーへ行って酒も飲める。たくさんの人が外へ出ている。長年病院にいた人々が今は外にいるのだ。もう苦しむことはない。彼らは看護者に会いにここに今でもやってくる。そしてまた出かけていく。

しかし新しい医師たちにとっても、ロザンナは難物であった。それでも彼らは前任者とは違い完全に自分の使命をしっかりと摑んだ。抑圧のかわりに説得でそれを試みた。反抗に対し彼女を罰せずに、彼女に自らの攻撃性とこれまでと違うつき合い方をするよう、教えようとした。マリア・グラツィア・ジャニケッダは語る。

私たちはいつも次のように彼女に言っていた。あんたは狂ったように振舞い、その気狂いぶりを武器にしている。でもあんたは馬鹿だ。それを自分自身に対して使っているからだ。少なくとも一度位は他人にそれを使ってごらんよ、と。

ロザンナはそれに対し一年前にはまだ次のように言っていた。

私は全く気が狂っていなくても狂人のように振舞っていた。気が狂っているように振舞い、医者をおこらせることが好きだった。そのためにも私の身体を傷つけた。そして今でも、憂鬱で私の心が一杯になると、なおくり返し傷つける。でも、もうそうしたくない。私は自分をよくしてくれる医者が、そのことでおこることがわかった。でも時折、傷つけたくなることに負けることがある。

辛抱強いが、時としてむなしい努力をした一年後、彼女は病院ではもうこれ以上よくならないという考えが、ロザンナを治療している人々の間に固定し出した。というのは、病院は彼女を常に古い行動様式へとひきもどすからである。病院における文化が変化してさえも、ある機能が常になおある役割を負っていた。そしてこの機能こそは、ロザンナがさらに成長していくのを妨げていたのだ。そこで彼女が、一九七六年五月、若い患者のグループとともにバルコラ地域センターから市内にある病院の最初のアパートの一つ〈ローザ・ルクセンブルク邸〉へと移る時がきた。彼女の面倒をみる人のうちの一人、ヴァイト出身のヨランダがこの実験について日記をつけていた。ここにヨランダの日記の抜粋をとりあげてみよう。

こうしてはじまった。バルコラにはアパートで新たに自立して生活をはじめる予定の若い人々のグループがいた。大きなアパート——そこには計画し、実行していかなければならない、果てしなくたくさんの事柄があった。それは新しい体験であり、私たちはすべて自ら発見しなければならなかった。もちろん、そこに住む予定の若い人々もそうであった。彼らはあれやこれやと夢中であった。一方では、いつ、どこに、どのようにして、を知るために多くの期待と性急さが生じ、他方では〈マンマ・バルコラ〉から解放されるに際し、非常にたくさんの不安が生じていた。パオロはもっともひどい不安を抱き、毎日危機状態となり、病院にもどろうと言い出す。それからベッドが到着する。精神病院の憎らしいほど古いベッドだ。それと一緒に贈られた台所用品、そして食堂は真黒けの、みにくい、みじめなものだった。

しかしまずはこの新しい生活をはじめようという性急さが支配的であった。五月六日

〈その日はちょうどフリアウルの地震の日だった〉、若い人々ははじめてこのアパートで夜をあかした。こうして新しい生活がはじまった。絶対的に整えられることのないベッド、あるいはいつも使用者のいるベッド。ほうっておかれる洗面所、食事の時間割がなく、全くとんでもない時間にどうにか集まって立ちながら食べること、すべてが自分の好きにやっていること。すべての人はただ自分のために行動し、そして適切にというよりも下手に動いていた。また、すべての人は個々自分を主張し、新たな現実と対決することに対し完全にバラバラであった。

大きな危機状態は数日後に起こった。しかもロザンナからであった。彼女ははじめはよかった。精神的に大きな努力で彼女は自分と自分のベッドの周りの人々に気をつかっていた。写真とポスターが壁にかけられ、全く普通の住居のようにみえた。だが、それは彼女のベッドからたった二、三メートルの範囲内だけだ。突然現実と衝突が生じた。彼女は感じる。「〈マンマ・バルコラ〉とはちょっと違う。そこはもっと多くの保護があった。ひょっとすると精神病院も同じだ。そこでは自分に注意をひくことは、ずっと簡単であった」と。そこで腕を切り、顔を縫合し、バルコラに電話することとなる。「私は窓から飛びおりる。バルコラにもどりたい。もう絶対に起きていたくない。ここにずっとこうしていたい。全く一人で。何も食べない……」こうして日がくれていった。

彼女の危機状態はすべての他の人々をひき裂いていく。ジャンピエロも窓をたたき割る。パオロは腸の工合が悪くなる。ヴァルテルはそれとは違って大人しくなった。彼はここで攻撃性を出すことはない。そのかわり母親にはあたり、こぶしで彼女を殴る。だが、彼は一日中ベッドにおり、誰とも話さない。カルロもベッドを動かない。そこが気に入ったのだ。そして一日中タバコを吸っている。ペピーノはただ一人危機状態に陥らなかった。仕事をし、きちっと計画通りに一日を過ごす。彼は金を稼ぐという事実に大きな満足をえている。しかし友達をつくることが彼にはできない。

ボランティアがやってくることで、第一回目の危機状態は終りを告げた。カルメン、スザンナ、ロザンナ、アントーニオ、すべて親切な人たちだ。彼らは非常に熱心で、皆一生懸命であり、その熱心さは若い人々に受け入れられていた。彼らを――ひょっとするとあるライバル意識から――拒絶しているロザンナを除いて。

美的に見ると、〈ローザ・ルクセンブルク邸〉はどうしようもなく汚いし、汚いままであった。その後スイスから献金が入り、その一部が使われた。色つきのバケツが住居全体に配られ、私たちは熱心に窓、風呂、家具の表面をかき落した。このごった返しの際中にあちこちで笑い声が起こった。ペンキ塗りは――すでに塗られた家具も、床のペンキの跡も――ますます広がり、次第に住居は完全に人間的な様相を呈しはじめた。

六月一日　今日会議があった。私たちはロザンナのベッドに座り、自分自身の人生をそれぞれ異なって送っている人々が一緒になって、共同体をつくろうといった。デルアクア医師はパオロに話しかけた。彼は非常に詳しく答えた。それからこの医師はロザンナからも肯定的な反応をひき出そうとした。しかし、ロザンナは黙っていた。せいぜいのところ彼女は、私は自分の部屋にずっといる、とつぶやいただけだった。私たちが彼女に提供したこの住居にいようといまいと全くどちらでもよい、という風であった。医師は怒り狂って叫び、ロザンナの無関心を破ろうとしたが、無駄だった。疑いもなくロザンナはかつての病院での、泥沼のような退行状態に沈み込んだままであった。彼女はどのように私たちの会話を受けとったのか、彼女が私たちの会話に耳を傾け、それを参考に生きる日がやってくるのだろうか。

六月一四日　ロザンナは絶望したように私に電話してくる。今晩小犬が死んでしまったのだ。それは非常に努力して彼女のために買ってあげたものだ。その日一日、さらに八回も電話をよこす。夕方になって私たちが彼女のために新しい犬を見つけた、と彼女にはっきりと知らせた。だが、彼女がまだその犬を飼えないのは住居がペンキで塗りかえられたばかりで、今度の犬が何かを食べ、それがもとで死んでしまわないようにするためだ、とわからせなければならなかった。

六月一六日　ペンキ塗りは進んでいる。ジャンピエロは非常に幸せそうに毎日ペンキ塗りの仕事の、新しい対象がほしくてたまらない。それに対し父親が毎日やってきてアラ探しをして私たちの神経を逆なでする。どうしてあんた方は調理場の白のかわりに赤を塗るのですか、またどうしてそれはベージュでなくて青なのですか、どうして私の息子は何も食べないのですか、等々と。カルメンが彼に次のように吠えかかるまでそれは続いた。「もうやめなさいよ。あんたの気晴らしのために息子に小便をひっかけるなんて」と。

ロザンナや他の人々はペンキ塗りに興味を示さない。彼女はただ一つだけ好意、非常に途方もない多くの好意、それをくり返し、くり返し渇望していた。

六月二一日　今日ロザンナは新しい犬――非常に人なつっこい、白黒の――を受けとる。彼女はその犬を強く抱きしめ、注意深く私の忠告に耳を傾ける。そしてすぐ犬のためにエサをつくる。ようやく彼女は自らの生きがいをもつ。

七月二日　今やロザンナはもうベッドにいることはない。今日はマリーナと一緒に獣医のところへ行き、はじめて大きな関心をもって彼の言うことに耳を傾ける。それも一種の自覚の形成である。

七月六日　今日私たちはアパートで料理をつくる。おずおずしていたが、みんなで〈ラガッツィ〉をつくった。ペピーノやロザンナを含めた何人かは非常に感激し、喜んだ。ヴァルテルは離れていて、何もしゃべらなかった。私たちが彼に話しかけると、赤くなりながら微笑した。ジャンピエロは朝、窓を割った――それは父親が彼の邪魔をしたことからの憤りのためだ――が、非常にくったくなくたくさん食べたため、気分が悪くなった。パオロは彼を介抱してやった。ロザンナはマリエラから私の日記を聞かされた。しかし不思議なことに、自分自身の不愉快な真実を聞いてもいらだつことはなかった。住居はペンキが塗られ、親しさをもつ。私たちが歌ったり、遊んだりした今日の夕食は本当に大変素晴らしいものだった。

七月二六日　今日は素晴らしい日だ。若い人たちが休日を過ごした〈フルチス邸〉からもどってきたのだ。〈ローザ・ルクセンブルク邸〉は非常に素晴らしいものとなったので、再認するのがむずかしいほどだ。床はラッカーが塗られ、いくつかの部屋にはじゅうたんが敷かれ、花がどこにでもあり、壁にはポスターが貼られている。本当にそれは美しくみえる。ロザンナの最初の反応は不安であった。つまり自分の小犬のプリンツィペッサがケガをしたらどうしよう、という不安であった。
七月二八日　今日パロマ出身のボランティアのラウラが私に次のように話してくれた。「ロザンナはこの一カ月間ずっと自傷していない」と。
七月三〇日　アパートは今やうまく行っているようだ。ロザンナは落ち着き、ヴァルテルは今や彼女と眠り、彼女と話す。パオロは彼の父と一緒に家にいる。彼は元気だ。今日から私たちは以前バルコラに暮らしていたパトリツィアの面倒もみる。ロザンナは自分の部屋で友達と一緒に暮らすのがうれしい。そしてすぐに彼女に対し余裕のある態度をみせた。
七月三一日　私たちが数カ月一緒に暮らすようになって、若い人たちをしばしば感動させるものが私たちの熱心さである、と私は思った。じゅうたんを全部敷きつめ、床にラッカーを塗ったことが今また意味をもちはじめる。というのは、ロザンナが犬が残した糞の面倒をみ、昨日私はヴァルテルが二〇分間掃除機を使っているのを見たからだ。
八月三日　ロザンナが今日完全にまいってしまった。というのは、自分の犬を飼っていられないのでは、と思うようになったからだ。犬がすべてのものを泥だらけにして、すべての人をイライラさせる、何週間がたった今日、彼女は自分を傷つけて病院へもどるね、と私に言った。

八月四日　ヴァルテルは格段の進歩を示す。彼はもう耳うちをせず、ちゃんと話す。しかもロザンナばかりでなく、レナートや女性ボランティアとも話す。そして今日顔を赤らめながら、次のように尋ねる。「僕がもう全く恥ずかしがらない、と皆も思うかい。僕がハンサムなのは確かかい」。

八月七日　今夜はロザンナが朝の五時までヴァルテルと話しこんだ。それから外出して、トリエステの夜の街をブラブラと歩いてきた。

八月一一日　ロザンナが私に今日、犬を手離す決心をした旨の重大決意を伝えてきた。その際彼女が何を感じたかは、私にはわからなかった。しかしもちろん苦しんだと思われる。彼女はマウロに、それは私が家族にもつものと似たものだわ、と言っていた。

八月二一日　今日私は若い人たちと非常に素晴らしい一日を過ごした。ロザンナは私がやってくるとすぐに、彼女のベッドに座るように求めた。彼女は完全に多幸的となっており、すぐに私に、自分の父と仲直りをし、これから毎日彼と外出するつもりだ、と話す。ローマ出身のボランティアのマウロはこの歩みよりを信じていない。というのは、ロザンナの父親は人を食いものにする男だからだ。だが、ロザンナは幸福である、もう一つ別の理由をもっていた。それは数日来、駅で知りあったシツィリア出の兵士と外出していることだ。

今日はじめて、私はロザンナがちょっと違っているな、と気づいた。それは彼女にお金やタバコをこっそりとあげるばかりでなく、自分の本心をうちあける人がいるということである。

八月二七日　今日、ロザンナは再び抑うつ的となる、この兵士、父親――すべてが、彼女がつかんだと思ったわずかな確信を再び問題にしなければならない。彼女の敏感さ、傷つきやすさが毎日新たな失望へと向かわせる。彼女が傷つけるのはやさしさへの非常な渇望である。

八月三〇日　ロテリ医師の電話で私たちの幸福感はふっとんでしまった。ロザンナが昨晩二時に自傷し、病院に寝ているというのだ。今回の自傷はいつもの脅しとはちょっと違っていた。彼女は今晩、皆私を独りぼっちにさせてしまったのよ、と言っていた。そして私も彼女の痛みを一緒に感じた。

八月三一日　今日、四時にアパートで会議をもった。私たちはロザンナに、彼女の行動の理由を明らかにする機会を与えようとした。ロザンナは怒り狂っており、ボランティアに非難をあびせた。というのは、彼らがアパートに居ず、自分たちの会議を行うためバルコラに行ってしまったからだ。彼女は自分たちは一つの家族であるはずなのに、現実はそうではないのだ、とはっきり言って、怒りをおさめた。だが、後にロザンナの苦しみの本当の理由が明確になる。彼女の男友達はもう顔を出すことがなく、彼女は淋しくていられない。彼女にとっては本当の生、つまり私たちの誰でもが生きようとする生、の終りなのだ。

ロザンナの行為は絶望の叫びであった。それはあらゆる人々の経験を次のように表現していた。すなわち、人々は皆愛を求め、よりどころを求め、安心できる確信を求め、他人によって愛されることを求め、そしてくり返しくり返し「島流し」になる不安に抵抗してきたのだ。

九月四日　今日、ロザンナが自分の身の上話をカセットにとった。それを聞きながら彼女が以前とは異なる行動をしている、と私は気がついた。以前の自傷はいつも他人に連絡をとって、注意を自分に向ける試みであった。今はそれは苦しみの表現であり、愛を求めての叫びであり、私たちが答えていかなければならない叫びである。だが、私にはどうしてあげればよいかわからない。

九月一〇日　今日、バザーリア父さんがやってきた。ロザンナは非常に鼻が高かった。すべての医師――カザクランデ、ロテリ、デルアクア――を自分の周りに集め、彼らに自分のカセットを聞かせた。彼女は前よりもずっと非常に元気だった。〈ローザ・ルクセンブルク邸〉でのこの九カ月の彼女の成長を思い起こすと、それは明白である。彼女の道程はゆっくりと一歩一歩上昇していた。まず病院からバルコラへ、それからアパートへ。そこでは自分の部屋に最初は閉じこもりきりだった。ベッドから何カ月も動かなかった。それからまずボランティア、あるいは私ともっとも近い喫茶店までようやく外出するようになる。それから彼女の父と、またパトリツィアと一緒に。時折彼女はまた自分のベッドにもどってしまう。だが数日後完全に落ち着いて外出したり、台所で一緒に働いたり、元気に会議に参加したり、レコードを聞いたり、討論したりする。それは再びまた危機を迎えるのは避けられないとしても、新しいロザンナである。そして非常にゆっくりとはいえ、病院での脅しから抜け出て、新しい生活内容を見出すことができるのだ。

マリア・グラツィア・ジャニケッダもロザンナの成長をみて幸せであった。一九七六年一二月、彼女はロザンナの成長の重大な段階について語ってくれた。彼女と一緒に暮らしていた女友達のグラツィェッラが結婚しようとして、そのために共同体から転居した。ロザンナは唯一の女の子として後に残り、それに伴って主婦や料理人として、若い人たちにこきつかわれた。そのため彼女は新しい家事をやる仲間を見つけるよう、うるさく医師たちに頼んだ。しかし適当な人物を探し出すのはそんなに簡単ではなく、長びいた。ジャニケッダは語る。

二週間たち、彼女には（家事が）大変となりました。彼女はトランクに荷物をつめ、病院にきて次のように言いました。「そうよ、私はここにいるわ。皆が私のために女の子を見つけてくれるまではずっとここにいるわ」。これがどんなことか、あなたにわかりますか。数カ月前まで彼女はもっとも悲惨にも自分の腕を切っていたのでした。それから血を流しながら、キリストの化身のように病院へやってきて、叫んだのです。「私をまた入院させてちょうだい。また病院にいたいの」。今回は彼女は前と違った行動をしました。彼女は自分自身に話しかける。「私の唯一の闘争手段は気が狂うことなんです。私は彼らをいためつけるのに、それを使うのです。私が再び病院に現われることは、彼らにとって敗北だからです」。何とまあ、彼女が私たちをせきたてたのですよ。私たちは早速会議を開き、すぐに適当な三名の女の子を見つけました。さあ、これからどうなるか見ものですよ。

それがどうなったか。ロザンナのその後はハッピーエンドにならなかった。一九七七年二月、彼女はある医師と衝突の後、〈ローマ劇場〉から飛びおりた。つまり、彼女は彼によって拒絶され、見捨てられたと感じたのだ。重症の骨折のため、彼女は数カ月にわたってベッドに固定されていた。私が一九七七年七月、彼女のカセットを聞かせてもらうため病院を訪れたとき、彼女は新しい共同体にじきに退院していこうとしていた。彼女には不安があった。外の生活の不安、つまり必要条件を満たしていない、という不安である。病院での数カ月は彼女を後退させていた。彼女は再び保護を必要とする少女であった。再び医師たちにしがみつき、自分を助けてくれるだろう、と望んでいた。彼女はもう一度新しく他人との関係をつくること、自律的に決定を下すこと、より自立していくことを学ばなければならないだろう。

だが、彼女の治療者たちは自信たっぷりである。というのは、ロザンナの前提条件が前よりはよくなったからである。私は彼女の医師たちに尋ねてみた。「この自殺企図はあなた方のあらゆる努力をあざ笑っていることにならないでしょうか。また、諦めて、ひょっとすると自分や他人から彼女を守るため、ロザンナを再び監禁してしまった方がよいのではないか、と思いませんか」。医師は首をふって次のように言った。

いいえ、いいえ。我慢しなければいけません。私たちは農夫のようなものです。畑を耕し、作物を植え、収穫を待ち望むのです。それから霰が降り、すべてをオジャンにしてしまう。でも、それでも農夫は諦めません。彼は翌日またはじめます。そして今度はもっとよいことを期待するのです。

第七章　オットネッロの民主的精神医療化

ピエロ・オットネッロ病院は曲りくねった通りにある。その通りはずっと向こうにはっきり見えるボローニャの目印、町を眼下に見下ろす札所、サン・ルカ寺院へと登っていく。病院は周りにきれいな庭のある、たった六〇ベッドの小じんまりした平屋のモダンな建物であった。

午後六時ちょっと前である。入口のガラスのドアが広く開かれていて、誰もが入れるようになっている。毎晩会議があり、その地区のお客がいつも歓待されていた。

会議場――オットネッロ研究所は大学病院である――には一〇〇人ほどの人々が座っている。約三分の二は患者で、残りは学生、看護者、医師、数人の訪問者、その多くは患者の知り合いである。彼らはそれぞれ適当に長椅子に座っている。雰囲気はどことなく落ち着かない。数人の参加者はいろいろな声の大きさで話しかけ、他はお互いにペチャクチャしゃべっている。そこで誰かが「静かに」と聞こえるように叫ぶ。ある人は自分の席のひき出しをあきもせずカタカタとやっている。別の人は時折手招きをし、立ち上がる。そして部屋中に理解しがたいことを叫ぶ。若い女の子がそっと泣いている。彼女と並んでいる女性——看護師か、肉親か、女性医師なのか——が彼女をなでながら、小声で話しかけている。演壇の前に白衣を着た看護師が座っている。彼女が今晩の会議の進行係だ。組織問題が討論される。いく人かの患者がイタリア人的情熱で食堂とデイルームの開始時間を批判した。同様に情熱的に、看護師が今行われている日課を擁護した。この日課は食堂の職員の時間割を考慮しながら会議のしばらく前に設定されていた。

なお意思統一するに至らぬうちに、大声でむせびなきながら一人の女性がドアのもとにあらわれた。パオリーナだ。彼女は訴えながら医師の名を呼ぶ。その医師を第二列の長椅子に見つけると、彼女は飛びかかろうとした。だが前列の数人の人々がそれを止めた。そして自分の面倒をみてくれないと思った医師のことを、こっぴどく訴えた。「先生は私が嫌いだ。私は先生には太りすぎていて、みにくすぎる」と会議場中に叫ぶ。ヴィットリオ・メレガ医師は彼女をなだめ、自分が彼女に共感していることを確信させる。会議場全体からパオリーナを支持する声が響きわたる。彼らも、医師たちが患者に接する時間をあまりにもてないという意見なのだ。

ピーンとした空気が張りつめる。会場の一人の女性がパオリーナに、あなたは医師に一体何を期待しているのか、ときく。パオリーナはワーワー泣きながら、「私はそれがわからない、それ自身がわからないのよ」と答える。メレガはそこで、一体なぜ患者たちは、皆いつも医師と話したがっているのか、という問題をとり上げる。一人の女性患者は答える。「私たちは皆、先生が神様だと思っているからなのです。そのために私たちは皆先生自身と話をしたいのです。それにもかかわらず、先生は援助もしてくれないんです」。メレガはそれに答えて、「確かにその通りだ。だけど、皆が自分をどうしてほしいかわからない場合には、援助のしようがないんだ」と。

このメレガ医師の、自分が助けてあげられないという告白に、会場はブツブツいう義憤で満たされた。会場からの一つの声、「私たちはあんた方を必要としているということが、あんた方にわからないのに、どうして一体私たちはここにいるんでしょうか」と。

あちこち話がとんだ後、興奮は静まり、パオリーナも落ち着いてくる。一人の女性患者が彼女に酒を飲んできていたのか、と質問する。彼女は近くのバーで二、三杯ひっかけた、と答える。一人の看護者がハンドバッグから顔をのぞかせているビンに手をのばす。パオリーナは弱々しく抵抗した。誰かがなぜ今日、パオリーナが危機状態にあるのか、という質問を投げかける。彼女の答えからは何も具体的なことが得られない。この問題は明日またやることになった。その後まもなくして会議はお開きとなったが、時間はとうに過ぎていた。

オットネッロにおける治療は、一日に二回ある全体会議を含んでいる。六〇パーセントの患者が補助的に薬物の治療を受けている。それは一番目の療法である会議にさらに対応しやすくするためである。病院は開放制であり、一週間に四回、患者は外出している。日課、治療目標、治療法、入院の意味と無意味が毎日〈リウニオーネ〉で討論されている。

自分が入院することに対しはっきりと対決することの意義が、前述の会議の晩にオットネッロのアルベルト・メリーニ医師の家で話し合われる。参加者はアルベルト・メリーニ医師、心理学を専攻し、ボローニャ市の地区外来・バルカの教育心理学グループの会員であるローザ・ディ・リザ博士、それに筆者である。ここにその話し合いの抜粋を掲げたい。

シュミット　患者たちが一日に二回、一時間ほど討論し合うことになぜ意義を認めるのでしょうか。

メリーニ　前提として、施設が治療機能をもっているということがあります。みんなが一緒にいるという状況も、それが施設の内にいるのだという事実が大事です。しかも外にいることが不可能であるためであって、特権を与えられているとか、仮病を使うとか、療養とか薬物とか養生とかを必要とするからではないのです。そうではなくて、患者たちは外では生きることができないから、ここにいるのだ、ということを自覚するようになります。この中にいるということで、完全に確固とした安心感を与えられる、つまり安全、保護、退行を得られるからです。そして毎日一緒にいることで、患者は彼が皆まさしく同じもの、つまりそういったものを必要としているのだ、と悟るのです。

ディ・リザ　あなたは施設というものがそれ自体として治療する、というのですね。だが、今日会議で、すべての患者が特別にメレガ医師に会いたい欲求をもっていることが示された。だが、彼がこの欲求を満たせないこと、あるいはそのちょっとした機会も満たせないことは明白です。それは単に施設がその欲求を妨げることを意味しないでしょうか。

メリーニ　そうですね。この矛盾、つまりすべての人が医師と対話したいのだ、という矛盾があります。それは今日の〈オットネッロ〉が果たしている事情に関連があります。人々がイタリア全土から入院してくる。というのは、ここは「特によい精神科医たち」がいる、と言われているからです。そして人々は皆この「特によい精神科医たち」と話し、自分の問題を明確にしたいのです。〈オットネッロ〉が——まもなくそうなるでしょうが——ひとたび、ただの地区バルカ／コスタ・サラゴッツァの保健センターの精神病院となるなら、事情は変わることになるでしょう。

ディ・リザ　それは部分的には正当な説明である、と思います。いずれにせよ、会議では患者の問題を解決できるのは医師である、という意見がいつでも大勢を占めている。それはパオリーナの危機状態でも示されました……。

シュミット　……そうですね。私たち自身や医師がそこで何をなすべきかがわからなければ、どうして病院内にいるのか、あるいは出ていってしまわないのか、とある人が発言した時がありましたね。それは実際に現実的なすじ論でした。

メリーニ　そして、病院の中にいるべきかどうか、という。

ディ・リザ　そうです。しかし彼らがこの時間の、この会議がある意義をもっているのだ、とわかった時、それは大きな進歩です。

メリーニ　毎日の会議、これは実に大変な仕事です。一日に二回も一時間にわたっていくつかの問題を扱い、どうして他人も同じようにそうやっているのかに耳を傾けるのは、大変な仕事です。

ディ・リザ　あなた方は彼らに新しい人生設計を与えているのだ、といってよいと思います。

シュミット　しかし、そこで得たものを彼らが外でどう役立てるか――外ではもう会議はありませんから。

メリーニ　ええ、ないですよ。その意味でのモデルはないです。自らを変える精神的な手本ですね。つまり精神分析と同様、何が変わったかは、よくわからないのです。

ディ・リザ　しかし、内的関連系は変わっています。それは自動的に人間や状況に反応するやり方を変化させる。つまり、こうです。家族とか別の環境とかについて、その集団状況が一定の仕方で先鋭化してくると、その集団状況をもはやのり越えられない時が出現します。それが危機状態なのです。彼は〈度を失い〉、病院に行かなくてはいけない。そして、彼が討論したり、解決したりする、新たなグループに出会うと、権威とか、自由とか、他人を思い通りにできることとか、物事を自らやったり、自ら解答したりする能力とか、そういったものが関連系を変えていく。それは、非常に閉鎖的な家庭からやってきた場合、特に効果的でしょう。

メリーニ　そう。患者たちはもう一つの新しい経験、つまり自分の生活状況や家族状況では決してできなかった経験をする可能性をもちます。この考え方は、つまりある意味では、導火線をとりつけることになるでしょう。それからその関連系を破らせるのだ、と私は思います。

シュミット　関連系を破らせる、とは具体的に何を示しているのでしょうか。

メリーニ　それはたくさんの観念や概念、タブー、禁止と許可――人間の行動を決めている――を破壊することを意味しています。例えば、病気が主観的、個人的問題である、というような観念を破壊することです。こういった観念は、すべての人は皆同じ要求や問題をもっているものだ、という考えによって打ち壊される。医師があなたの問題を解決するのだとか、精神病院は生物学的疾患を治すためにあるのだとか、という観念も。そういったものすべてが問題にされ、それに対する具体的状況と結びつけられる。つまり患者が、何かが変わる、という体験を可能にするのです。また、すべての特定の結果――例えば病気――には特定の原因がある、というようなイデオロギーも破壊される。私の妻は私にホルンを聞かせる、それに私は耐えられない、そのために病気になった、と思い込むことはまさに簡単なことです。しかし万事はもっともっと複雑なのです。ひょっとすると、彼自身が全く特定のやり方で何もかもに関与していくのであり、その何もかもとは彼の妻の問題のみならず、彼の問題、つまり彼ら相互の問題なのだ、と誰かが会議の中で話したことで今や急に彼が気づくかもしれません。要約すると、多くは人格構造の地平で変わるとは思われないが、入院中のこういったやり方で以前とは異なる新しいやり方を考え、対応することを患者が可能にすると思われる。もはや因果関係の、二つの線状の鎖で考えることをしないのです。

シュミット　私は半年前にこの会議で会った一人の女性患者を思い出しました。彼女は非常に大きく変わりました。以前より豊かに表現することを学んだのでしょう。その変化は次の点にあると私には思われます。つまり、彼女はこれまでに非常に何度も現実的関連の理解を隠蔽してしまう、この単純な原因などのせいにしないことを学んだのだ、と思います。私は、私たちがする会話、例えば知識人の間での会話でさえ、いわゆる狂者の間で行われる会議での会話よりも豊かな地平で行われることはない、という印象をもちました。そしてこれらの会議の中で、何ものも実証されたものとして見なされないために、新たな地平が連続して切り開かれるのだ、と私は確信したのです。

メリーニ　本当ですか。あなたは何をいいたいのですか。私に一つの例をあげてくれますか。

シュミット　いいですとも。例えば今日のパオリーナとの話し合いです。私たちの普通の会議でしたら、確実に会話はもっと違った方向へ流れてしまったでしょう。その根拠は次の通りです。「医師たちは時間がない」というのなら、「なぜ彼らは時間がないのか」ということになる。そしてそれはいや応なく組織上の問題につきあたり、最終的に医師がもっと時間を患者のために使うことが可能になるためにもっと多くの医師、その結果として多くの金が必要となるのだ、ということになるでしょう。だが、ここでの話し合いではなぜ私たちはいつも医師に話しかけたいのか、という欲求を問いかけることで新しい次元を切り開いたために、討論は別の方向へと舵がとられていったのです。

あなたは患者たちの思考様式を変えるのにどんな理論をもっていますか。

メリーニ　すべての人は若い時に、現実に立ち向かう。すなわち自分の人生をのり越えていく「反応様式」とか、やり万全体を見出すのだ、という点から私たちは出発します。それは「自我」とか「超自我」とかの精神分析学的概念で表現することもできます。また、しかし「行動の原理」という概念でも操作できます。最初の原型、つまり最初のモデルを家族があなたに与えます。家族内で不十分な、欠陥のあるモデルを受けとっても、いつまでもこのモデルを使い続ける。たとえ、このモデルでは解決できない状況に陥ったときでも。そこであなたがどんなモデルを使っているかを知り、それからまた、あなたがたとえ違った対応を示したとしても、何らおかしなことにならない、ということがわかることが重要です。例えば、ある人があらゆる権威に卑屈にペコペコとしなければならないことを学び、その後、彼がたとえそれによっても、何もしてくれないことがわかると、それこそが全く別の行動様式へ導きうる学習過程なのです。それが、進行方向を明確にするグループのリーダーがいる、私たちの朝の会議の目標です。お決まりの反応を導き出す不安はどこにでも生じます。変化を求めるということは、次第に全く別の反応を習得し、その反応を示すことができることを理解することです。しかし、これは非常にむずかしいことです。というのは、すべての人はいつも同じことに不安をもち、同じように興奮するものだからです……。

ディ・リザ　すべての人はいつも依存していたい、と思うものです。自立した決定を前にして極端に恐れる。医師が彼らからその決定を奪ってくれるのを望むのです。

メリーニ　しかしながら、変化は起こり、治癒は起こる。私たちは患者たちが次第にその行動様式を変えていく、という過程をしばしば経験します。それがここ〈オットネッロ〉の努力全体の目的です。

シュミット　そして、この方法は技術的、理論的討論の成果であったのでしょうか。それともバザーリアから受けついだものなのでしょうか。あるいはどのようにして皆さんはそこに行きついたのでしょうか。

メリーニ　それは長い過程でした。それについて私たちは一つの報告にまとめています。精神病院という施設は意味をもたないなどとは思いません。それを変えていくということを前提とすれば意味をもつのです。パオリーナが警察につれていかれずに叫ぶことができる場所であることで、意味をもちます。患者たちがそこで自らの病気を演じきり、それから違った反応をすることを学べるために意味をもちます。だが、精神病院はまた数百、数千の患者が沈澱している所であり、それは当然有害なものとも考えられる。というのは、数百の人々と、そう簡単には人間関係を築き上げることはできないからです。私たちはこの病院を支配している特殊な諸条件のもとで、私たちが到達した成果が現在この市で進行中の全体的変化を生み出したと考えています。

事実赤い都市、つまりあらゆる民主化過程の地平で数十年来絶対多数を得ている共産党が指導してきた都市で、民主的精神科医の実験が生まれたのは決して偶然ではない。この展開は、だが、自明というわけではない。それはこの都市になお二つの巨大精神病院が古い姿で機能している、という悲しい事実があるからだ。

〈オットネッロ〉は巨大県立精神病院とは全く異なる前提のもとにできた。一九七二年三月に開設され、もともとはボローニャ大学の伝統精神医学研究所として計画された。しかし開設のちょっと前に、〈オットネッロ〉が建設される予定の地区から、あらゆる地区にある公共施設に関し、ボローニャでは昔から行われている市民のコンセンサスづくりをするべきだという声が出る。こうして〈オットネッロ〉についての建設の具体化がはじまったのだ。

そのキャッチフレーズは「社会による管理」である。ボローニャの一八の地区では自分の地区のあらゆる公の重大事に市民の参加が制度化されている。そしていろいろな困難や欠陥にもかかわらず、約一五年前につくられた民主主義的市民管理の評議会組織が機能することが主張された。関係する地区の住民に開かれている地区評議会の各委員会は、事実上ずっと以前から公共の重大事に関し決定的機能を果たしてきた。それは自分の地区のすべての新建築物の建築許可を与えてきた。また、共同して両親や教師とともに地区の幼稚園を管理し、学習計画をたて、先生たちを管理し、維持してきた。そしてそれは予防医学を除いて、市の一八の各地区に生じた外来患者も管理している。この外来には精神医療サービスもつけ加えられる。簡単にまとめると次のようになろう。

——妊娠の管理。最近の研究からわかるように、確かに脳器質的障害はいくつかの精神病の発病へ至るが、脳皮質の障害は妊娠や出産の際の影響により生じる場合もある。地区外来はそれ故妊娠中の婦人たちにきちっと訓練されたサービスをする。規則的管理は妊娠における危険性を早期に知るのに役立つからだ。

——ボローニャの幼児の一〇パーセントと三歳~六歳の小児の八〇パーセントが〈アシーリ・ニド〉(〈ネステル〉と呼ばれている保育園)や幼稚園へ行く。この二つの施設は子供にとっての社会化の助けとなることは明白で、連邦共和国の無認可保育園で古くから実施されている原則にそって両親と緊密に連絡し合って運営されている。〈オットネッロ〉の区域に属するバルカやコスタ・サラゴッツァ地区の託児所の子や幼稚園の子には、心理・教育チームが役立っている。すなわち、ボローニャで普通行われている障害者の普通学級への編入の面倒をみたり、地区の子供たちの精神的なケアをしている。

——なかんずく、大学の一二名の精神科学生の自主的な協力のおかげで、よく訓練された心理グループが市の地区住民の社会・精神的なケアをしている。彼らは集団治療、家族治療、個人治療を組織している。一九七五年六月の地区保健委員会の彼らの調査報告では報告週間中九八名が精神的に治療をうけ、そのうち一七名が個人、二〇名が夫婦、三三名が家族、二八名が集団であり、患者は地区の人々であった。

――ボローニャ地区全体と町村は老人の外来での看護のために大きな努力をはらった。ここでも脱施設化というスローガンが叫ばれた。つまり、養老院や慢性病患者用施設や精神病院への入院はできるだけ避けることである。例えばバルカ外来では〈オットネッロ〉の精神科医アルベルト・メリーニによる老人相談の時間を含めて、よく整えられた老人医療サービスが機能しているが、他の地区もそれに類似したサービスが受けられる。予防のために老人の社会的看護がケースワーカーや隣人によって理解されている。例えば在宅訪問、家事の手伝い、経済的問題の解決である。地区精神科医が数えきれないほど体験した精神的危機状態は、しばしば孤独、経済的困窮、社会的不満、例えば住宅事情から生じたのである。

このサービスのすべての構築に〈オットネッロ〉の医師たち――バルカ／コスタ・サラゴッツァ地区に関するかぎり――が基本的に参加していた。というのは、彼らにとって長い意識生成過程の最後に次のことが明らかであったからである。つまり、この仕事こそが精神病院の意義ある選択なのだ、と。

この過程がどのように経過したか、どんな段階を経たのか、参加者が実験の経過の中でどんな体験、後退、成果を成したのかを〈オットネッロ〉の精神科医たちは一九七六年大会の報告にまとめている。彼らの仕事は、精神科治療グループの活動が個々のチームの意識とは独立して、制度的枠組みによって決定的な影響を受けている、というテーゼから出発する。あるいは彼ら自身の言語で表現するなら、彼らは階級制度的組織の中で、たとえそれが人間主義的で、博愛的な雰囲気をもっていても、抑圧的な活動をやってきたのだ。その際民主的、より平等な組織こそ、ずっと大きな治療的可能性をもち、さらに豊かな活動を可能にする、と彼らは確信しているという。

市の政治的状況の中から何らかのリーダーシップが生まれた。また〈オットネッロ〉の内部でも進歩的展開に対する理想的諸条件があった。例えば院長も、他の医師同様、新天地に足を踏み入れようとしていた。それにまた看護者全員が市立病院の精神科ではなく、内科の出身である。つまり彼らにとって未経験の役柄であり、彼らは伝統的実践によって毒された体験をもっていなかった。

医師たちの仕事は精神疾患を純粋に医学的に把握することからはじまった、と彼らは報告している。それに加えて「対案的な」治療をいろいろと考えており、開放的病院、つまり少ないベッド数に合わせた、人間的雰囲気や看護職員との間に仲間を思わせる環境をイメージしていた。この仲間意識が具体的に成立する中で、それをふり返りながら、彼らは次のように総括している。すなわち、しばしば看護者のかけがえのなさ、つまり医療の真なる使徒という言い方がなされた。それは彼らの治療的役割及び彼らの時間の大部分を患者とともに過ごす、という状態を強調したのであり、そしてまた、常に彼らの犠牲的精神、すなわち、その人間的質が賞賛されたのであった、と。

この仲間意識にもかかわらず、病院組織には著しく階級制度が残っていた。医師たちはすべて重要な決定だけをやり、看護者とその他の職員は単なる命令の執行者のままであった。毎朝医師たちは病棟を一巡し、精神病理学的、精神分析学的範疇に従って洗練された診断を下し、いろいろと調合された向精神薬をもとに頭をひねって薬を処方していた。

雰囲気は明るく、すべては満足のいくもののように思われた。そこにいる人々の役割などを問題にするのがはばかられるような、協力と親切さの気風があった。看護者はあらゆることを医師に問いかけることができたし、中でも年長の、ベテラン医師たちは教えることや、よいアドバイスをすることを惜しむことはなかった、と治療チームの人々はいう。

一九七三年——共同治療をはじめて有頂天になっていた約一二カ月後——これまでやってきた治療のまとめをしようという考えが生まれた。結果は惨たんたるものだった。一五パーセントは再入院。その患者の大部分は入院せずに治療できたと思われる神経症的障害にかかっていた。八〇パーセントは服薬し、五パーセントは電気ショックをされていた。一四パーセントだけが精神療法の恩恵を受けていた。約三〇パーセントは入院が避けられたであろうと医師たちは見積った。結局のところ、新しい対案的方法によって成果は何も生じなかった。それにつけ加えると、「精神病院の組織形態は、仕事をやる側にとっては全く機能的にみえた。それは彼らに確保、安全、息災を保証したが、病者にとっては伝統的精神病院をのり越えることなく、実質的には何も変わらなかった。すなわち、彼らは〈オットネッロ〉でも抑圧的治療技術の犠牲者だったのだ」。

このショックは有益だった。そして最初の再組織化へと進んだ。すなわち、医療を知らないスタッフへの永続的な再教育課程の導入である。

——伝統的な医師による回診の廃止、及びそれにかかわるすべての患者、看護者、医師の参加による毎朝の会議。
——それに続く医師と看護者の参加によるチーム会議。
——毎週行われる、すべてのスタッフのための入院患者の病歴の紹介。
——毎週の、重症者の治療状況についての検討会あるいは治療管理。

この再組織化に、なかんずく看護者を組み入れる、新たな意味があった。すべての看護師には、今や新入院患者すべてについて突っこんだ情報が伝えられた。彼らはそのため毎日の会議で医師によって試みられた治療上の展開の成否について質問ができたし、それに対する意見を述べることもできた。「それは医師の知の脱神話化への第一歩であった」と報告者は思い起こす。

この脱神話化は具体的内容をもっていた。例えば、診断とはしばしばある人の現実の生活の困難さにつけるレッテル以外の何ものでもない、ということ。医師自身の間でもしばしばこのレッテルに関し全然一致しない、ということが次第に看護者にわかってくる。彼らはまた、薬物が特異的な作用をもっているのではなく、純粋に試行的に処方され、何の規準もなく再び中止されるということに気づく。またもっとも初期の電気ショックは、頭を丸太ん棒でたたくこととあまり変わらないものであり、効用についても科学的説明がないということがわかってくる。そしてまた、精神療法とは雑談以外の何ものでもないとわかるのだ。

そのような認識は看護者の心構えを変えた。彼らは説明や規準を提示することを求め、医師と、その知への畏敬を捨てはじめた。会議中看護者の批判的質問の中で表現される、成長した自意識はまた患者にも伝わっていく。そうして次第にこの治療施設のものの見方が変わっていく。会議は当初、むしろ軍隊調の訴えに似ていたが、ゆっくりだが、ますます民主的なかたちになっていった。その中ではほとんどすべてのテーマが話された。例えば患者とその親族との関係、個人的困難と症状との関連である。精神病の本質とその意味が問題にされ、治療が批判され、どうして〈狂った〉のかと自らに問われる。つまり、精神病をもはや臨床的表現とみなさず、患者の現実の状況における精神病の意味、原因、関連を探し出すことがはじまったのだ。

だが葛藤も生じてくる。看護者と医師たちはそれぞれ批判に甘んじなければならなかった。以前博愛的構造によって隠されたままであった敵対心、屈服の不安感、役割の葛藤が現われる。ある女性患者は会議の、この気風の変化を次のように表明する。ここにはもはや安らぎがない、満足は消え去った、と。

一つの特徴的エピソードで、この移行期は終りを告げる。一九七五年一〇月、三人の看護者からなるグループが自己のイニシアティブのもとに外出時間の間病院にとどまっていた患者たちと討論グループを形成した。はたして、全体会議の間一言も口をきかなかった患者たちも、ここでは一緒に話しはじめたのだ。医師たちはこのイニシアティブを転回点として歓迎した。それははじめて看護者がその新たな行動の自由を認識したのだ、と医師たちはとらえた。そしてこの転回点から三週間にわたる討論が段階的に展開し、新しい組織形態が提唱された。重点は、

――スタッフと患者の役割をもっと多く討論すべきだ。

――こういった過程の戦略としてのグループをさらに助成すべきだ。

週のはじめにスタッフ全員――学生、栄養課や雑役、事務、ケースワーカーを含めて――が、まる一日討論に集まる、大きな月曜会議が生まれた。この月曜会議には患者の代表も参加することとなった。

それにオットネッロのスタッフは新入院グループを導入した。このグループは週二回所定の時間に病院にいる全スタッフの参加のもとに、新しく入院した患者の受け入れのために集まる。ここでの課題は、新しく入った患者や、それにつき添ってきた家族とともに入院に関して話し合い、この入院に意味があるか、彼らが何を期待するか、彼らはこの病院の治療方

法を受け入れるか、を共同して明確にすることにある。新聞を毎日読み合うグループもある。患者たちは外部世界とかかわり合い、日常の出来事──値上がりとかテロ行為、政府の施設、反対派の妨害とか──を考えさせられることになる。さらに新しいグループ、例えばスタッフのための精神療法グループや管理グループなどがある。

大月曜会議ははじめから突拍子もない問題で悩まされる。この第一段階で、とりわけ会議の組織化が討論される。そして、面倒なテーマも課題に出される。例えば病院内での性、避妊、嗜癖問題、薬物問題である。これらテーマの問題提起は、この第一段階への不安と緊張の証拠なのだ、とオットネッロ・チームは思った。というのは、この第一段階は最終的に博愛的モデルから民主的モデルへの移行における、さらに重要な一歩であったからだ。また、このような過程の展開のすべては危機状態をもたらすことにもなる。それは当然院内全体の雰囲気に示され、この雰囲気は患者に影響を与えた。患者たちの逃避的反応やスタッフの辞職が生じる。

三カ月にわたる困難な時期の後、会議中に一人の看護師が月曜会議をやめるか、最終的に〈検証〉、つまり自己の仕事の具体的点検の場にするか、どちらかにするよう提案した。検討の結果、スタッフの大多数は月曜会議の前進と拡大に賛成であった。この危機の後、院内の空気は落ち着いた。テーマはより現実的となった。労働時間、配置転換、休暇、課題の分担、当局との関係、地区の政治また労働組合諸勢力との関係、院内のさまざまな分野の関係などである。

「雰囲気はゆっくりとバランスのとれたものになり、立場とか決定はあまり〈革命的〉にならなくなり、そのかわりより確固とした、スッキリしたものになった。そして次第に月曜会議に参加する人が増え、今までもっとも活動的でない料理人や掃除人、守衛も出るようになった」と医師たちは解説してくれた。

〈オットネッロ〉病院の制度的ヒエラルヒーの破壊は今日もまだ終っていない。今もなお医師は特権をもち、看護者の給料は安く、患者はもっとも弱い立場にある。しかしながら、このピラミッドはより平担化し、権力志向は少なくなり、畏敬や無力感はこわされ、民主的流れは強くなる。そしてもっとも重大なことは、医師の権力の低下につれ、必然的に患者の地位の上昇がみられるようになる。それは一九七五年に行われた治療をふり返るとわかる。例えばなお六五パーセント（以前は九五パーセント）の患者が向精神薬の投与を受けているだけであり、電気ショック（以前は五八パーセント）はもはや行われていないことである。

以下のような文章でオットネッロ・チームはその体験をまとめている。

医師と病気との間にある、業績志向及び薬物志向によって特徴づけられる関係は、スタッフ—患者の連帯——その中で病気が成立しえる——に変わった。病気はもはや必然的にやっつけられねばならない、みにくい化物ではなくなり、患者の家族的、社会的枠組に組み入れられる。それはたとえ異常であっても様々な困難に対する必然的な反応とみなされうるのだ。症状がまだ残っているということは、もはや敗北と体験されるのではなく、ますますよく理解し、きちっと患者と向かい合い、彼と誠実な関係を結ぶ契機として体験される。

〈オットネッロ〉の脱階級制度化は、まさしくトリエステの〈カメリーノ〉の開放の報告同様、設定された目標がトリガー及び道標として重要な機能を果たしてきたとはいえ、そういった目標——開放化、民主化——によってそれだけでもう治療となるという過程が進行していくことがなおさら大切であることを示した。それはもっと多くの自立への、もっと強い自我への、むずかしい状況をよりよくのり越えることへの健全化の過程である。それは患者にとっても、看護者や医師にとってもそうである。

ボローニャにおいて、この過程はこの市の政治的風土によっても決定的に影響を受けた。この政治環境の一貫性を、自分の仕事場へはじめて移したのは医師たちであった。〈民主的精神医療〉の演壇で表明された要請は、政治が、地区とか、党とか、議会とか、ビアホールとか外部でばかりなされるのではなく、その政治内容を自分の仕事場の日常的実践へと移すべきである、ということであった。

このような政治と、仕事の分野との相互作用が、これとは違うかたちで実現しうるのだという例に、「赤いエミリア――ロマーニャ」のもう一つの都市である、パルマの県立精神病院がある。以下次章でとり上げよう。

第八章　パルマの草の根精神医療

パルマの精神病院は県の北部のコロルノにある。コロルノは高速道路とポー川との間にある人口七〇〇〇人の町である。その中央に病院がある。巨大な建物、半ば城、半ば僧院、半ば宮殿、半ば兵舎であった。すべて揺れ動く歴史の中でかつてある時期はそうであった。コロルノはナポレオンの第二夫人、パルマ侯爵夫人マリー・ルイーゼ皇后の時、その最盛期であった。彼女は夏をこの城の厚い城壁の中で過ごした。六〇年後、一八七三年、パルマにコレラがはやり、この古い城は病院となり、その後瘋狂院となった。この中に、狂人をこれっきり厄介払いしようということを願って、沈澱させた。誰が一体一〇〇年後に彼らがこの牢屋から出て、町へ再び戻るなんてことを考えたであろうか。

一九六〇年までコロルノは他の癲狂院と同様であった。一人の看護師は思い出す。

私がはじめてここにやってきた時、別世界にやってきたという印象をもった。ゴミゴミとしたホールには、狂人たちが不信と好奇心でじっと私をみていた。多くの狂人はある種の前掛をしていた。袖は腕より長く、お腹の下の方で結ばれていた。つまり右手が左側に、左手が右側にいっていた。食べる時などパンを肘の上に置き、それから腕と口とをできるだけ寄せようとした。そして一日を土間か庭で過ごしていた。私たちの仕事はけんかをしないようにしたり、狂人たちに食べさせたり、昼夜彼らを監視することであった。

当時癲狂院は町の人口増に合わせて、成長期にあった。住民の人口は一九六〇〜一九七〇年には一四万七〇〇〇〜一七万六〇〇〇に上っていた。

この統計報告の背後には、由々しい構造変化が隠されていた。当時離農がそのピークに達しており、アルプスの貧しい山岳農民のほとんどがソロバンに合わなくなった石ころの多い畑を捨て、都市へ流れ込んだ。しかし、肥沃な平地の〈バッサ〉も人口を減らしていた。土地改革、農業改革の貧困の結果としての都市化は、イタリア全土にその社会問題を投げかける。つまり精神病院入院者数が急激に上昇する。一九五四年は五万九〇〇〇人だったのが、一九七〇年には一二万二〇〇〇人となり、二倍以上となっている。

都市化の渦中に入ったのは、とりわけ山岳部からの農民である。親しみ慣れた環境からひき裂かれ、そのよるべを奪われ、投げとばされてしまった。そして悪事やアルコールへと走るのだ。資本主義では明らかに避けられない都市―農村格差に対し、精神的危機や実存的危機という、高い代償を支払った。

衛生上及びスタッフ上、完全に寄付でまかなわれていたコロルノの困難な状況は、ますますどうしようもなくなる。しかしながら、一九六五年県議選の後に、ついに新しい風が吹き出す。マリオ・トマズィーニ（共産党）がパルマ県の保健局長となり、精神病院担当となる。彼は、「私が初めてコロルノを訪れたとき、共産党員だったら暴動を起こさずにはいられないものを見た」という。「はじめ私は自分の新しい仕事をやめようとした。それから、しかし暗礁にのり上げているものを解決しようと決心した。つまり変えようと決めたのだ」と。一九六六年二月、共産党のパルマの衛生担当者が次のような文章ではじまるドキュメントを発表した。

パルマ県共産党は痛いところをつく、最初のイタリア人たちの中に入っていた。県当局は著名な専門家で構成された研究委員会を任命した。その委員会はコロルノの研究所の急進的改革と精神医療の新計画にとりかかることになった……。

しかしながら、当局側の党も、その長――この場合保健局長――もイタリアでは自由にやれなかった。彼らをムッソリーニから継承し、その後継者たちによって共和制へとひきつがれた中央集権制を信奉する首長、つまり県知事が見張っていた。彼はそれぞれの県にローマからつかわされた代官であり、県の連邦主義的、自治的努力に対し、中央政府の利益を代表することになっていた。そしてパルマの精神病院改革についてもその責任を全うし、改革のプランに反対し、経済的な困難を口実にしてできるかぎり妨害したのだ。

一九六八年四月、第一回目のセンセーションがまき起こった。県当局は四〇人の新しい看護者を採用した。しかし知事はその任命を拒否し、県に対し新たに採用したスタッフを再び解雇するよう要求した。労働組合として組織されていた病院看護者はそれに反対し、彼らは大会を呼びかけ、五日間――完全に病院機能が麻痺する――のストライキを決定する。看護者は町中へのデモを組織し、病院から強制着や他の抑圧器具をもって出た。そして横断幕に、

「乏しい治療にはもっと多くのスタッフが必要だ」と書いた。

コロルノの精神病者の問題を知らせる公開性が非常に必要とされた。あらゆる左翼、労働組合、労働組織、看護者、患者家族は県当局と同一歩調をとり、異議を申し立て、そして精神医療は政治問題となった。

それからパルマでも精神医療の改革がはじまった。ここでの運動の推進者は〈精神病に対する闘争連合〉という名のグループで、すぐに三〇〇名の精神科の仲間、学生、公務員、教師、患者の家族が入会する。一九六八年六月、彼らは施設内の暴力についての写真展を開いた。市の地区であれ、外部の自治体であれ、それが行われた所はどこでも、活発な討論と論議がなされた。そこからこのテーマは非常にす早く広がっていった。つまり精神病院から孤児院、知的障害施設、特殊学級や養護学校へと広がったのである。ジョヴァンニ・ブライディ医師――今日コロルノの社会学者であり、当時学生だった人――は次のように報告している。

主眼は次のことの発見に置かれた。すなわち福祉施設とは専門的に管理機能をもつ支配階級の道具であり、精神疾患の原因とは物質的困窮と社会的排除にある、ということを証明しようとした。このテーゼから科学及び支配階級による操作に対する批判が展開した。

一九六九年初頭、状況はまたも先鋭化したパルマ大学医学部で精神医療に関する会議の後、学生のあるグループがコロルノの改革を急進的な行動で早めよう、と決定する。彼らはさっさと精神病院を占拠する。次の文章で彼らは自らの行動を説明している。

コロルノに入院している患者の状態を早急に改善するよう求め、自己の物質的、イデオロギー的搾取に関し、看護者及び数人の医師が自覚するようになったにもかかわらず、今日の状況の克服が官僚や当局の技術的方策によって妨げられている事実を目の前にして、私たちの行動は次のように明確に政治的目標を追い求める。すなわち、責任を追及し、障害を取り除き、あらゆる社会的・政治的総力の公の意見を動員し、今の状況を改めさせようとすることである。

三五日間、学生たちはコロルノの精神病院を占拠し続けた。看護者と数人のそれに参加した政治家たち、そして新たに保健局長のマリオ・トマズィーニによって支持されていった。

諸政党も改めて態度を表明する。共産党と社会党は占拠者とともに異議を唱える。キリスト教民主党は〈暴力的方法〉には反対したが、要求内容は認めた。ＭＳＩ（イタリア社会運動、すなわちネオファシスト党）は声高に、「赤いバカどもの叫びはもうたくさん」と金切り声をあげる。政党の反応よりももっと重要なのは住民の関心であった。トマズィーニは語る。

パルマ全体はもうコロルノのことでもちきりだった。私たちは何百回と集会をもった——工場でも、町の公民館でも、あちこちの村でも、町でも、また当然のことながら、病院自体でも、またあらゆる人がそれに参加していった——労働者も、農民も、知識人も、そして患者自身も。

コロルノの占拠は事実、患者が全く直接に参加した、精神医療改革の政治的闘いにおけるはじめての例である。占拠の間に行われた病院の会議で、彼らの多くが発言し、自らの要求を伝える。院内でのより多くの思想の自由、より多くの自己決定、より多くの運動の自由を要求した。

この行動は疑いもなく一つの成果をあげる。だがこのことこそ、反対者をカンカンに怒らせ、たけり狂って復讐にもえさせた。占拠後四週間たって彼らは襲いかかってきた、すなわち、夜霧にまぎれてネオファシストの連中が突如守衛所を襲撃し、火炎ビンや鉄棒で彼らはでくわすものを粉々にしていった。家具が焔につつまれ、その火災後の廃虚に数人の傷ついた患者が残っていた。一週間後に占拠は解除される。

だが、この行動によっても話はもはや逆戻りさせることはできない。県当局は占拠中に声明された目標に遠慮なく従った。彼らは、着実に、また系統的に古い構造を壊し、古い管理や治療方法も同様に破壊しようと決心する。「古いやり方を、長期入院患者を退院させる目標にともない、外部社会へ向けてのサービスにとってかわらせよう、一般の保健改革と精神医療改革の目標にむけて、大多数の市民を動員しよう」と決心する。

この方向の更なる進展は、一九七〇年、フランコ・バザーリアが院長としてパルマへ招聘されたことにある。この時点ですでに様々な企画が進んでいた。バザーリアはそれを早めようとした。しかし、ゆっくりとした改革の歩みから、まもなく彼と県当局の共産党との間に緊張が生じる。一年後、バザーリアはトリエステの招請を受け入れてしまった。彼の後任には再び高名な精神医療改革者がなった。フェルツィオ・ジャカネリ教授であり、彼はペルージァ精神病院改革で名をあげていた。

まもなくしてコロルノ占拠一〇年目となる今日、パルマは巨大精神病院にとっての様々な変化を示している。だがコロルノはいまでもまだある。確かに患者の数は二〇〇（一九六六年）から五〇〇にさがった。病院閉鎖という話はここではまだない。ジョヴァンニ・ブライディ医師はそのことについて次のように考える。

私たちは、私たち精神科で働いている人々によって病気が超克されるとは思わない。私たちは外部社会で病気にうち勝たなければならないし、それはただ社会が変わることでそうなるのだと思う。しかしそれは非常にゆっくりとした過程である。

この社会の変化に、パルマの精神医療改革者たちは過去何年間も力を注いできた。その際この市がボローニャと同様「赤いエミリア」にあったことが幸いする。パルマは一九四五年来、共産党と社会党が政権をとってきていた。

しかしながら、市の反ファシズムの伝統はさらに過去にさかのぼる。ベニート・ムッソリーニがローマへの行進とともに権力を自らのものとするまだ一九二二年に、パルマのオルトレトレンティ地区の労働者、主婦、学生がファシストを追放し、バリケードを一日もちこたえたことがあった。〈レジスタンス〉、つまりナチスやファシストに対する抵抗においても、パルマは輝やかしい役割を演じた。一九四三年から一九四五年にかけてエミリアでドイツ占領軍と、それと連合したファシストに対し闘った二万七〇〇〇人のパルチザンのうち、パルマ市民は一万一五三八名を数え、一二二八名が死傷した。

この精神医療に関しては、市の歴史をたどることなしには理解できない。北イタリアのいたる所で労働運動の歴史があり（パルマでは精神医療改革者は当然この歴史の一翼を担うものである）、ファシズムとの闘いと分かちがたく結びついているからである。この改革の闘いが住民の多数の参加のもとで行われる所はどこでも、労働者組織も深く根を張っている。エミリア、トスカーナ、ウムブリエン、ロンバルディ地域、チューリン地区は、もちろん労働組合、協同組合を除外しても、共産党、社会党の分会から、文化、歌、狩、釣のクラブにいたるまでの各組織網でおおわれている。パルマの民主的精神科医が精神病院の選択、つまり精神障害者を社会へ組み入れようと努力するとき、このようなすべてのグループによって彼らは支持を受けることができたのだ。

精神・身体障害者の再編化こそ、パルマにおける社会政策の主たる関心事となった。それは若い聾唖、盲、てんかん、ダウン症にもあてはまる。年とった病者たち、実際にはパルマで近年かなりの数のホームとか収容施設が閉鎖されているが、その人々にもあてはまる。盲人施設や聾唖施設も、養護院とか孤児院も、また婚外子についてもあてはまる。以前ホームにいた生徒たちは、今日家族や共同体グループで生活し、町の普通の学校へ通う。約六〇〇名の青年たちはヨーロッパ共同体からの一〇〇万マルクで助成された巨大再編化計画の中で面倒をみられている。その中には、一〇〇名の精神病の、あるいは、それに陥りそうな若者もいる。彼らのために住居とならんで仕事も探される。

はじめ六名、それからさらに七名の精神病の若者を雇い入れた最初の会社の一つは、AMPS——パルマ市のガス、電気、公営交通を管理している公営会社——であった。実施の三年後、アントーニオ・イゾラ（AMPSの社長）は、これまでの経験を次のように語っている。

保健局長のトマズィーニ氏と私は、同じ考えと同じ感覚をもっていることで、よい知り合いとなった。彼が私の所へやってきて、この実験に参加してくれるように言った時、何の危惧も生じなかった。しかし私たちが労働者たちとはじめての会合をもった時、すぐにもう心配が生じた。つまり、彼らはギョッとして、何だって、われわれが〈気狂い〉と一緒に働かなくてはいけないんだ、と尋ねてくる。

私は、でもやってみようじゃないか、けして気狂いなんかじゃなくて、みんな他の人と同じ生きる権利をもった若者だとわかるよ、と話し、そこからはじまったのだ。

私たちの所へやってきた若者は非常に大変な、適応しにくい若者たちであった。トマズィーニは彼らを、洋服も、靴もなく、個室に閉鎖され、真に生き続けるに値しない状態で生きてきた、悲惨な寮から連れてきたのだ。彼らの一人は聾唖者と言われていたマッシミリアーノだ。本人は今私たちのところにおり、風呂に入って、歌を歌い、笑い、ふざける。聾でも、唖でもなく、全くお決まりの医学的発想でそうされてしまったのだ。

この若者たちの真の治療者は、すなわち医師たちではなく、労働者なのだ。そして私にとって真の治療者とは、いつも労働者であるだろう。つまり、若者たちと一緒に親しく生き、働く人々であろう。

若者たちがおとなしく、注意深く、勤勉だなどという表現では十分ではない。私たちは彼らに対しこれ以上の評価ができよう。つまり、私たちは彼らを適応しにくいとか、知的障害だなどとわからず、普通の人々と同じようにつき合えるのだ。私たちはＡＭＰＳで働いている他の労働者を援助してきたと同様、彼らを援助できる。そして私たちの労働者が、世界のあらゆる労働者と違っているなどとは思わない……。
それは必ずしも簡単なことではなかった。というのは、若者たちは私たちのところへやってきた最初の一年、彼らは何もできなかったからだ。そこで仕事の第一歩から知ったり、お金の価値を知らなければならなかった。両方とも何も知らなかったのだ。しかし、彼らは今日、普通の、訓練された労働者であり、労働という点でも一人前である。彼らの中には、仕事のむずかしい電気工がいるし、ガスや交通の仕事をしている人もいる。みんな他のすべての人と同様、労働者となったのだ。

このような経験は、パルマの多くの働く人々の日常となっている。この実験全体は基本的に障害者の社会への再編入の努力に連帯してきた労組、工場委員会、労働者の諸政党によって支持されている。数多くのパルマ市民は近年精神障害者と一緒に仕事をし、話をし、コーヒーを飲み、笑ったり、けんかもしたりする機会をもってきた。彼らは障害者が人間として扱われ、真面目に受けとられれば、最悪でも、危険でもないということがわかった。また、この社会では精神病者とのつき合いで普通な、不安や軽蔑や高慢などを伴った態度とは異なる関係を障害者との間で発展させることを学んだ。

精神的に不安定な人物から、精神病の入院者ではなく正常な労働者にしようとする努力の中で、パルマの社会政策家たちはパルマの労働の日常性へと組み入れることがもはや不可能となった年とった人々に対しても、ある解決策をみつけた。そこで農業コミューンがはじめて考えられた。つまりパルマ周辺の経済的、社会的所与から展開されたモデルであった。

この農業事業の最初のものは、一九六八年、ヴィゲッフィオ——パルマの周辺にある、肥沃な土地の真ん中の村——で展開された。ヴィゲッフィオ入所者第一号である。精神病者のマルティーノの人生がその典型的なものである。

マルティーノ・Fはイタリアの外国人労働者の息子としてスイスで生まれた。二五歳の時、彼はコロルノに入院している。診断は「易刺激的で、だらしない性格、不機嫌に話す傾向あり、精神病質的不平屋」である。細かに調べられた人物に関する書類から、次のことがはっきりしている。つまり、マルティーノは一九三八年、故郷に戻った後、兵役にシエナで普通に合格した、と。

一九三八年から一九四二年まで、はっきりした記載がない。ただ彼が時折電気屋として働いたことが知られているだけだ。マルティーノが入院した時は、無職で、栄養不良であり、全く金をもっていなかった。彼はドイツに行って職につこうと思っていたようだ。そして長い間その返事を待っていたが、無駄だったらしい。

ある日曜日に彼は目的もなく街をうろついていた。そして公園で、どんな理由かははっきりしないが、門衛によって捕まえられた。彼が逃げようとすると、かなりの兵士が追いかけてきた。不安が募り、彼は木に登って逃げようとした。このことがコロルノ精神病院へ入院するための十分な理由のようだ。

入院当初はマルティーノの行動は、医師たちから〈良〉と評価された。彼は落ち着いていて、清潔で、機嫌がよかったが、くり返しくり返し退院を強く求めた。数カ月後、彼の状態は悪化した。不機嫌となり、食事を拒否しはじめ、時折発作状態となった。

しかし、その後再び落ち着く、とカルテに記載されている。彼は院内で清掃とか、守衛とか、体力が必要とされる場所のどこにでもますます力を入れて働いた。彼は成長し、本物の仕事の機械のようになった、と看護者は記載している。

一九六八年九月、マルティーノはヴィゲッフィオの農場へ退院していった。そこで彼は次第に以前の姿にもどっていった。精力的にあらゆることに取り組み、組織上の仕事も時折引き受けた。彼は精神医療上の看護をもはや必要としなかった。

第二の農業コミューンを開くことが問題となった時、組織者として非常に適格であることを示したマルティーノは、準備のための仕事を引き受けた。彼は〈サン・セコンド農家〉の指導部の一員となった。

マルティーノと同様に、今日、三つの農業コミューンで三〇名のコロルノの元患者が生活し、働いている。それと合わせて、ヴィゲッフィオは夏期に近くの一〇〇名の子供たちの昼間センターが開かれている。彼らはここで夏休みの間、ヴィゲッフィオのコロルノの元患者たちと親しくつき合いながら、遊び、働く。

約六〇の仕事場を、〈手工芸社〉という主として手工芸生産の保護工場が提供する。ほうき、病院用の家具、道路工事用のセメント柱などを作る。ここでは夕方病院にもどるコロルノの患者が働いている。そのために病院では彼らを「振子」といっている。

女性用の保護工場の〈ラボラトリオ—8—マルッォ（三月八日制作）〉では、約一〇〇名の元女性患者が仕事をしている。彼女たちはコロルノやパルマの他の精神病院のための洗濯物にアイロンをかけ、つぎをあてる。彼女たちの数人は男性の仲間と同様、振子時計のように通う。しかし多くは一人、あるいは二人で町にある自分のアパートに住み、その約半数は精神医療を受ける必要が全くない人たちである。

これらのあらゆる工場と同様、ここでも平穏な、ゆったりした雰囲気が支配していた。石けんと、きれいな洗濯の匂いがあった。長いアイロン台には一組の太っちょの「ママ」が立ち、ゆったりと自分の前にある洗濯ものにアイロンをかけている。他の人々はたたずんだり、話をしたり、働いている人に目をやったりしている。

ある机の前に老いた女性が座り、独り言に熱中していた。彼女は親しみのある冷やかしのかっこうの的らしい。「あんたは何だい、女共産党員かい」と誰かがきく。彼女はぐっと高く顔を上げ、ゆすり、「ちがうよ、ちがうよ、私は共産党員なんかじゃないよ。民主主義者だよ」。そこで彼女は、ちょうどそこを訪れていた、コロルノの社会学者ブライディに彼が共産党員がどうか聞こうとする。「もちろんですとも、ここはみんな共産党員ですよ」。大きな笑いがホール中に響く。「私たちはみな神父を食べてしまう人ですよ。奥さん」とブライディはさらにからかう。しかし老いた女性はその言葉にうろたえてしまう。「ちがうよ、ちがうよ、みんな神父を食べてしまう人なんかじゃないよ。でもキリスト教民主党でもないね」。それはまたしてもブライディに異議を唱えさせる。「私たちは少しばかり民主党員ではないかね」と、ブライディは聞いてみたくなる。それに対し老人は、「あんた方は民主党員かもしれない。でも共産党員のままだけど……」と答える。

また、コロルノの退院患者が保護工場での仕事を手に入れられる状態は、人間的な温かさとか保護とか以上に重要なことである。彼らはみな労働手帳を得ている。つまりイタリアで普通の社会保障、すなわち、老齢年金や健康保険を手に入れたのだ。

数年間あるいは数十年間の入院後に、ベッドにずっといなくてはならないが、ひき続き看護を必要とするほどの障害ではないことを前提として、コロルノの元患者たちにとって常にできるだけ社会編入されていくことが重要である。しかしながらパルマの社会政策家たちにとっては彼らがまた入院しなければならなくなることも気になるところである。約四〇万の人口の県で六つの精神衛生センターが、医師、心理学者、ケースワーカー、看護者の外来チームで運営されている。

というのはパルマにおいても、将来の仕事は実践的であるからだ。コロルノ院長のフェルツィオ・ジャカネリは次のように語る。「パルマ県においても、エミリア―ロマーニャ全体やイタリアの他の地域同様、精神衛生の地域施設の数は上昇すると思われる。その課題は入院を防ぎ、将来の役割、すなわち、真の精神病予防の基礎をつくることにある。それは不安や苦悩の原因の批判的、つまり政治的、社会的認識をますます深めるよう、地域の歴史過程に私たちが根ざしたときにのみ、可能となるといってよい」。

外部への働きかけが病院解体よりもずっとむずかしいことは、外部センターのすべてのスタッフが毎日経験していることである。というのは彼らは一つの敵、つまり精神病院をもっているばかりではない。その敵なるものは陰湿で、重層で捉えどころがなく、何千の顔をもち、一〇〇万倍も優勢である。その敵とは、毎日新しいいけにえを求めている、この社会なのだ。というのも、この社会はますます敵対的であり、住みづらく、よそよそしくなってきているからだ。

そのため精神衛生センターのスタッフはしばしば意気沮喪する。彼らの悩みのタネは、パルマ市の衛生センター〈フェルナンド・ザンチ〉チームの会議に出される討論内容から読みとれる。あるケースワーカーは語る。

一〇〇人の人々の面倒をみるのにほとんどムチャクチャに働いたとしても、何の役に立つのか。外部の無産労働者地区の住宅街では一〇〇〇人の新しいいけにえが育っているのに。

また仲間の女性はそれを裏づける。

私の住んでいる住宅街を見てちょうだい。そこでおかしくならない方がおかしいのよ。人が集まる所なんかないの。ゆっくりとコーヒーを飲んで座っていられるカウンターがないの。主婦たちが油を売る店がないし、子供たちが遊ぶ方法も見つけられないのよ。

しかしながら、社会的状況や自己の限界の実際的評価にもかかわらず、諦めや絶望はむしろ例外である。パルマの衛生センター・スタッフの心の底にある感情は、以下の言葉――ジョヴァンニ・ブライディや仲間のブルノ・フォンタネージが自らの仕事に関する報告（「バルボネが飲んだら……」）をそれで終らせた――に代表されている。

私たちの県では精神医療と多くの事柄とが関係していた。そして私たちはそれをやる時、たくさんの失敗をした。それは珍しくなかった。だが私たちは困難な事柄から逃げるようなことはしないだろう。退院したすべての患者、住みなれた環境にいられるすべての人々、再び「人間」となったすべての「気狂い」は、私たちにとって政治的、道徳的勝利であり、私たちの仕事や、これらの仕事を可能にしてきた政治的諸制度の価値にとっての尺度となっている。
パルマのこのような勝利が精神病院で勝ちとられただけではなく、市の地区でも、地域でも勝ちとられたということに関し、前保健局長マリオ・トマズィーニが特に好んで思い出す小話があった。

去年の、数人のコロルノ退院患者が住んでいるボルゴ・パリアのことだった。そのうちの一人、マリアはある朝突然教区を素っ裸で歩き回った。センターの看護者が恐ろしくビックリした。彼らはコロルノへ電話し、マリアを迎えにくるよう外来に頼んだ。そして何がそこで起こったたか、おわかりだろうか。外来の職員がやってきた時、もうマリアはそこにいなかった。教区の女性たちが彼女をアパートへもどしていたのだ。しかも神父は彼女を再び病院へ入院させられないことに気づいた。彼女は結局何も危険なことをしていなかったのだ……。

この話は民主的精神医療とは実際にどんなものかということを示している。それは特別仰々しいものではなく、本来ごくありふれたものなのだ、このパルマのボルゴ・パリア地区では、精神医療は精神科医によってなされるのではなく、また精神衛生センターの仲間たちによってでもない、危機状態をのり越えさせられると思った近所の主婦たちなのだ。「それを私たちは民主的管理とか責任とか言うのです。それは専門家や権威者が患者の運命を決定するのではなく、彼女たちとともに生活している人々が決めるからなのです」とトマズィーニは述べる。

私の最後の見聞地として、アレッツォ精神病院を訪れた。そこではアゴスティーノ・ピレラ医師（バザーリアのかつての議論仲間である）が、この病院の解放を指導していた。ここにもすでに見慣れた風景があった。開かれたドア、大きな庭の道のいたる所で一緒に話し合ったり、長椅子に陽なたぼっこをしている患者や看護者がいる。木にくくりつけられたスピーカーからタンゴの何か色あせた響きが長い音をひきずっていた。仕事中の医師のいるドアの前で、一人の女性が泣きながら佇み、ドアをあけるよう頼んでいる。その若い医師は彼女の面倒をみながら、彼女が経験した、つらい過去を語るのを注意深く聞いている。

ピレラはすぐに私を大会議室に連れていった。そこではちょうど一週間に二回ある全体会議が進行していた。

壁には精神医療を、白い仕事着や平服をきた、堂々とした一連の医学の名士たちの業績として語っている、大きな絵——かなり古い時代の遺産——が掛かっている。その下に長い机があり、真ん中にマイクがおいてある。それに向かって明らかにその会議の進行係と思われる、年とった女性がいる。それは患者の中から議長として選ばれた女性であった。そして彼女は会議の議長としてのルーティンの仕事をこなしていた。発言を受けたり、注釈したり、まとめたり、発言を許可したりした。

部屋には約四〇名の患者が座り、あと数名の医師、看護者、おそらく学生とかボランティアと思われる若い人たちがいた。かなり混乱して議事が進む。話を理解しようとする患者たちは、興奮しているように思われる。時に自分を明確に表現しようと努力していた。驚いたことに、彼らの発言はスタッフや医師によって理解されていた。明らかに問題と思われる立場をとるボランティアの役割が議論にのぼっていた。「長髪の」、「なまけもの」というような、攻撃的な形容詞が口から出る。

後でピレラが私に、患者たちが不確かな状態にある、と解説してくれた。トリエステ精神病院の目前にせまった閉鎖に関する知らせにより、病院の存続か廃止かについての話し合いが、ここでも新たに起こる。患者の多くは不安であった。彼らは単純に、ある日通りに放り出されるのではないか、と思うのだ。この不安は会議で、他人の罪をかぶることになってしまった、みせかけの敵に対し、しばしば直接ではないが、隠された攻撃性、あるいははっきりとした攻撃性で表現された。ボランティアの、この他人の罪をかぶってしまう役割を明確にしようと、討論に参加したスタッフは彼らなりに努力していた。

ピレラの部屋で私は、彼の元上司で、前県保健局長ブルーノ・ベニーニと知り合う。ベニーニはちょっと前にイタリア共産党精神医療委員に任命されていた。そして翌日彼の事務所で会うことになった。

そこは絵のように美しいトスカーナの小都市の、歴史的中心にある、古い宮殿にあった。よく見られる磨き上がった石床をもつ、小さな飾り気のない事務室に、ベニーニは書き物台をはさんで私を座らせた。彼の話しぶり、慎しみ深い態度、身振りは党の基本姿勢に由来するものだと思われた。彼はいくつかの「赤い県」で、地域やコミューン執行部である共産党の仕事をはつらつとやっている力強いインテリではなく、共産党の仕事によってかつて学習した、また自分の仕事の内容をこなすことで成長した労働者のタイプであった。

私はベニーニに、イタリアの「対案的」精神医療を他の国々と比較した場合、どのような位置にあるか尋ねた。

彼は次のように答えた。

「確かに他の国々の理論的水準はその深さの点から見ると、イタリアと一部似ているが、一部急進的で、進歩的です。これらの国々の運動とイタリアの運動の違いは、次の点にある。イタリアの精神医療の実践と関心事は、生活条件全般の改革に対し広汎に計画された闘争の一部となった。それはもはや保健政策や社会政策の事柄だけでなくなり、社会改革に対する基本的寄与となっている。この闘いには労働者の非常に多くが参加しており、公害闘争、仕事場での危険防止の闘い、生産過程からの排除機構に対する闘いをやっています」。

ベニーニはす早く、息もつかず、休みなくしゃべる。このテーマが彼をなめらかに話させているな、と思わせる。また彼が精神医療の領域ですでにたくさんの議論を闘ってきたことにも気づく。

「全体の運動はゴリツィアではエピソードとして起こりました。そしてエピソードで終焉する場合もあるでしょう。バザーリアは確かに大変な力をもっていたが、反対置動をかわすには十分な力を動員できませんでした。だがゴリツィアでは、当時労働運動によって指導されていた保健改革の闘争と一時合流した。そしてそれは、共産党や社会党や労働組合が数年来イタリアで追求してきた戦略の結果であるかもしれない。すなわち、少数者の関心事を多数者の関心事にしようとする戦略の結果かもしれません」。

「どのようにして――そこが私が知りたかったことですが――例えば精神医療のような少数者の問題を多数者の問題にすることが可能になるのでしょうか」。

「それは共産党再建（一九四五年）後になされた決定と関係があります。その決定は戦略として前衛闘争を選択しないということでした。つまり大衆の基盤から行うということでした。また大衆党、大衆運動となるという決定でした。それはより人間的社会を目指す、あらゆる認識及び知識の社会化を持続的に追求することを意味していました」。

この認識の社会化――それを学習とか啓蒙とかいうが――にイタリア共産党は事実上成功している。それを示すのは民主的精神医療だけではない。党の路線を越えて、イタリア全土の共産党員全員との対話もそうである。ブルーノ・ベニーニが党の展開を素描したのと同じ、あるいは似た論理を展開する「仲間」はいない。ウンブリアの農夫であれ、サルディニアの学生であれ、トリーノの労働者であれ、精神病院の看護者であれ、皆異なっている。ブルジョア批評家がそのことで好んで思いつく、洗脳という論拠はあまり意味がない。というのは資本主義国のイタリアでは人は誰も、共産党の論理を自分のものにすることを強制されることはないからである。むしろ論証の一致は、おそらく世界中でイタリアほど非常に意識的に、有効になされることがない、説得技法の成果なのだ。ベニーニは語る。

「確かに他の国々、例えばドイツでいろいろな重大な闘争が闘われたが、その指導層が孤立し、少数によって担われるだけになると、それは闘争を犯罪化することになります。またそのことは、われわれがいわゆる『自治』、つまり新しいイタリアの学生運動の潮流に対して批判した点でもあります。すなわち、彼らは労働者階級の歴史的運動と批判的、弁証法的関係を結ぶことを拒否している。それは彼らを望みのないものにさせてしまいます。彼らの関心事は共産党と共同して主張するときにのみ、大衆の関心となりうるのです。そしてそれはわれわれがこの問題に関して追求してきた戦略なのです。つまり大衆と対話しながら歩んでいくことなのです」。

私にはドイツやスイスの左翼がイタリア共産党に対してもつ、彼らは改良主義、修正主義で革命を裏切った、という批判が頭をよぎる。私の考えを読みとったかのように、ベニーニはそのことに触れて、

「確かにわれわれの運動よりも、急進的で、進歩的で、いわゆるジャコバン党的な運動がありますす。われわれは大衆運動としてそのような範疇に同一化することはできません。とい

うのは、集団的意識はゆっくりと、一歩一歩進む過程の中で形成されるものだからです。外国ではこの立場は理解できません。われわれを社会民主党と軽蔑するか、おかしな国民だと思うでしょう。われわれの立場を理解するにはレジスタンスを考えなくてはいけない。あるいはもっとふり返ると、当然グラムシにつき当たります」。

「レジスタンスとグラムシも偶然なできごとではなく、特異なイタリア社会主義の生産物です。この特殊性に関し他の歴史的な解釈がありますか」と私は異論を唱える。

「私は、その背後にもっと別のもの、つまりキリスト教が隠されているのだ、という命題をあげてみたい。私のことを正確に理解して頂きたい。もちろんカトリック運動は、保守派や穏健派の利益を代弁するように悪用されてきた。だが、次のことは決して忘れてはいけないのです。カトリック教徒の党、つまりキリスト教民主党は大衆政党である。そして彼らはそれ故仕方なく大衆の諸要求の反響をきき分け、そして影響を受ける。というのはそれが最終的には実存的性格をもつ要求であるからです」。

〈カトリック界〉――イタリア人はカトリック教徒の組織や諸制度をこう呼ぶ――との、このような対応は、私の話し相手からすると、くだらないことではなく、イタリア共産党とのすべての討論の中に登場する要求なのだ。それはマルクス主義、つまりベニーニの論理を根拠づけてもいる歴史的思考様式に入ってくるものであった。

「それは非常に古くからの展開でした。その例は一九世紀の国家に対するカトリック教徒の立場である。イタリア国家はその統一を妨げようとする教会に対抗して、まさしく形成されてきました。そのためブルジョア階級の一部にある反教権主義もそうでした。しかし、一九二〇年、ブルジョア派はその啓蒙的立場を捨て、教会と結びつく、そしてこの結びつきはファシズムの出現まで持続する。しかし他方、カトリック界は非常に多くの進歩的考えを取り入れ、摂取しました。例えばカトリックの協同組合、労働組合、いわゆる『白い連盟』と表現される自治組織、すなわち、自主管理のテーマに見られる。それは全くブルジョア国家と教会との間の二元化の伝統にあった。カトリックの中の、この反対派は自らの中に国民の魂を隠していた。彼らはレジスタンスの中で再び登場し、ファシズム政府に対抗する、キリスト教徒と労働運動による共同の敵として現われたのです」。

「あなた方はカトリックと共産党との『歴史的妥協』という言い方をします。私が知るかぎり、この考え方はあなた方の側でも、議論の余地がないという訳ではないのでは……」。

「もちろん階級間闘争を平民とカトリック教徒、革命派と穏健派との闘いへと変質させる傾向があります。それに対し、現実はもっと複雑であるとわれわれは思っています。それは当然、この国を二つの陣営へと分裂させることが、大混乱に導くにちがいないからです。われわれが『大混乱』というのは、ブルジョアとの戦争ばかりをいうのではなく、われわれが選んできた寛容、複数性、参加の社会主義という計画が敗北することをいうのです。それは、イタリアの現実という事実から派生した道であり、ドイツやフランスにとっての正当な道とは全くちがっています」。

「しかしフランスもカトリックの国です。あなたの考えによると、大きな違いはどこにありますか」と私は話を中断する。

「フランスはブルジョア革命がなされたという点で、イタリアとはちがいます。われわれの民主的ブルジョア革命はレジスタンスであった。レジスタンスは一七八九年の意義、つまりフランス革命の意義を追求する闘いであった。だが、それをなしたのは資本家ではなく資本家の一部に対し闘った国民大衆でした。だが、彼らは他の国々では政治的現実となっている、市民的伝統の自由という原則をにぎりながら、逆にこの自由はもっぱら国民大衆に向けて使われたのです」。

「あの〈リゾルジメント〉、つまり一九世紀におけるイタリアの統一過程は、市民革命ではなかったのでしょうか」。

「いいえ。『統一過程』は支配階級の過程でした。支配階級はようやく同一性、市場、故郷を手に入れたのです。しかし国民大衆はこの過程に参加していません。レジスタンスが生まれて、大衆――農民、労働者、中間層――が動員された。しかも共産党、社会党、カトリックも動員されました」。

歴史的妥協についての歴史的な補足の後、私は再び主題であるイタリアの民主的精神医療へと話題をもどした。私は特徴的なイタリアの状況は精神医療改革をやりとげるのに、どのくらい寄与しているのかが知りたかった。ベニーニは答えて、「精神医療制度に対する闘いは保健改革に具体化されました。国会では現在さまざまな改革計画が討議されています。だが、すでに今日の会議の進行から、前もって確実に次のことが言えます。すなわち、保健改革は現在の機構を現実的に克服していくだろう。例えば今日すでに国会の委員会は、民主的精神医療の一定の基本的要求を受け入れることで一致している。つまり制度としての社会的排除に対する闘い、また新たな精神病院の設立を具体的に禁止することである」と。

「保健改革が保健機構の民主化にどのくらい貢献してきたか、おおよその輪郭をお話しくださいますか」。

「保健改革は保健制度を自治体、県、州の管轄にします。つまりより広汎な人々の参加にともなう民主的検閲の管轄にするのです。現在保健制度を牛耳っている官僚的、階級的、エリート的な専門委員会（保険協会や医師会等）からそれを取り上げるのです。一九七五年六月の選挙以来、自治体、県、州の大部分は左翼の手にあることを忘れてはなりません。そして左翼全体はこの民主的精神医療をよく理解しています」。

「その〈よく理解している〉とは、具体的にどういうことでしょうか。つまり、どのようにあなた方は、すなわち、左翼はこの現状をやりぬこうとするのでしょうか」。

「この思想を拡大するために、助け合える左翼の組織は多い。われわれの組織は確かにもっとも大きいが、決して唯一ではない。それには例えば、全国に根を張っている〈民主的精神医療〉という団体がある。社会党やＰＤＵＰ（Partito d' Unità proletaria、プロレタリア統一党）の仲間も大会、会議、討論会、対話をやることによって、この目標に向けてそれぞれの力を結集している。そしてそれらは党内のみならず、街、学校、病院、新聞社で行われているのです。

われわれ共産党に関しては、網の目のように張った組織をいつでも使えます。例えば共産党の地区支部は保健委員会をもち、あらゆる支部は社会保健委員会をもっている。また学校、工場、市の地区、村にいたるまでわれわれの連絡員をもっています。われわれは実際に大衆党であり、二〇〇万の登録した党員をもっている。つまり、たくさんのルートを自由に使え、それをこの目的のために大衆を動員するために利用できるということです」。

私には彼らが共産党のルートという時、それが何をいうのかわかっていた。私はボローニャの地域集会を思い出す。そこでは主婦や労働者が、毎日パンを考えると同じように、精神医療について討論していた。また私は住民の動員なしには不可能な、パルマ、アレッツォ、ペルージアの精神医療の実験のことを頭に描く。ベニーニにとって、この経験は社会主義へのイタリアの道の更なる補説の契機になるのだ。

「われわれは他の国々と比べ、多くの点で時代遅れであると意識しています。でも、この点でわれわれは良心に恥じることはありません。すなわち、社会主義への、この移行段階にとって重要な、工場評議会、学校評議会、地区評議会をもつ、参加する民主制をつくり上げることを考えているのです。社会主義的要素を資本主義構造へ組み込む問題であり、そうすることで資本主義的構造が次第に変質していくのです」。

「そして、あなたはこの社会主義的要素が資本主義的構造とうまくいくと思いますか」。

「その質問はひょっとすると、少し物事を机上論的にみているかもしれません。われわれの答えはもちろん以下のようです。いいえ、それ故にこそ、そのような要素はますます広く拡大していかなくてはなりません。ついにはある日資本主義的生産様式とは相いれないことになるでしょう。街でも、工場でも、学校でも、われわれは民主的要素を導入しなければなりません。このことは、矛盾や葛藤を先鋭化するリーダーシップや利益の枠組みをますますせばめています。われわれは今日すでにそれを体験している。だが、この過程でたくわえられた進展のすべては、この運動の成果となるでしょう。そしてそれは、官僚主義的方法でそれに対応することがますます困難だ、という意識状態へ導くでしょう。精神医療が民主的要素の導入によって改革できたように、他のすべての制度も改革できるでしょう。ところで今日行った討論は非常に有益でした。つまり制度とは何か、国とは何かについて素晴らしい討論ができました」。

時間は過ぎ、私たちの討論は終りにきたようだ。そこで私は最後の質問をした。「それ故に精神病院という制度の改革はあなた方にとって一種のモデル、つまりあなた方、党の社会主義への自らの道に関する考えにそった、革命の一実践例であるのでしょうか」。

「精神病院は実際にモデルといってよいでしょう。つまりそれが可能なのだという証拠として。非常に固定した階級制度的、特殊な精神病院のようなものを民主化できれば、それは他の制度においても可能となるにちがいないのです。市民病院で、老人ホームで、学校で、工場でも。それぞれの集団がそれを自分のものにするでしょう。それこそわれわれがゴールに設定した民主的改革であるのです」。

参考文献

Giovanni Braidi, Bruno Fontanesi: Se il barbone beve ..., Libreria Feltrinelli di Parma, 1975

Dominique Grisoni, Robert Maggiori: Guida a Gramsci, Biblioteca Universale Rizzoli, 1975

Franco Basaglia: Was ist Psychiatrie?, Edition Suhrkamp, 1974

Franco Basaglia: Die negierte institution oder Die Gemeinschaft der Ausgeschlossenen, Edition Suhrkamp, 1973

Franco Basaglia e Franca Basaglia Ongaro: Crimini di Pace, Giulio Einaudi, 1975

La Pratica della Follia, Atti del Convegno Nazionale di Psichiatria Democratica, Centro internazionale di studi ericerche, Venezia, 1975

Harald Abholz und Irma Gleiss: Zur Frage der Anpassung in der psychiatrischen Therapie, Das Argument 71, Februar 1972

Amministrazione Provinciale Arezzo: I Tetti rossi, 1975

Primo Congresso Nazionale di Psichiatria Democratica 1976, Arezzo

Fogli di Informazione e di verifica per l'elaborazione di prassi alternative nel campo istituzionale, Hefte Nr. 7, 14,29 (a cura di Agostino Pirella e Paolo Tranchina)

Max Jäggi, Roger Müller, Sil Schmid: Das rote Bologna, Zürich, Verlagsgenossenschaft, 1976

L'inserimento degli Handicappati, Quaderni dell'Amministrazione provinciale di Parma, 1974

Renato Piccione, Tommaso Losavio: Cronicità e Lungodegenza, Ospedale Psichiatrico Provincia di Trieste,

1975
A. Pirella: Sozialisation der Ausgeschlossenen, Rowohlt, 1976
L. Cancrini, M. Malagoli-Togliatti: Psichiatria e Rapporti sociali, Editori Riuniti, Roma, 1976
Bateson, Jackson, Laing, Lidz, Wynne u. a.: Schizophrenie und Familie. Suhrkamp Verlag, 1975
Almanacco PCI '76, Fratelli Spada, Ciampino (Roma),1975

日本語による参考文献（訳者）

イタリアの革命的精神衛生法：寺嶋正吾、「精神医療」12巻4号、精神医療委員会
イタリアの精神医療事情：半田文穂、「精神医療」13巻3号、同右。
イタリアの精神科医療事情：金子嗣郎、「病院」43巻12号、医学書院
精神衛生の現実・イタリア編：宮地達夫、「そんざい」、14号～16号、NOVA出版
イタリアの家族療法：石川元、「精神療法」11巻2号、金剛出版
管理の鎖を断つ：F・バザーリア、『批判的精神医学』、悠久書房、一九八五年

―

訳者あとがき

本書はスイス出身の有能な女性ジャーナリストである、Sil Schmid "Freiheit heilt" の全訳である。訳者がこの本を手にしたのは、今から八年ほど前ドイツに留学していた折、西ベルリンの街の片隅にあった、左翼系の書籍を取り扱っている本屋でもある。当時反精神医学が非常な関心をもって迎えられていた時期にあり、日本では英米圏のものが主であったが、西ドイツではイタリアのバザーリアの思想もかなり知られていた。

そのせいもあって、非常に興味をもって日本へもち帰ったのであるが、当時は目を通した程度で忙しさと怠惰に紛れていた。二年ほど前大阪で世界社会精神医学会が開かれた折、イタリアの精神医療についても取り上げられたこと、また精神病院廃絶をうたう法律一八〇号についても知る機会を得たことにより、本書を再び取り出してみたわけである。

そして昨年「精神医療」誌に抄訳をのせる機会があり、内容を正確に把握する必要にせまられた結果、精神医療の向上に頑張っておられる方々に、このイタリアの経験を是非知って預けたらと思い、訳出を思い立ったのである。

スイスのジャーナリストのドイツ語の言い回しに訳者が不慣れなせいもあり、本文中に若干訳しにくい箇所があったが、できるだけ日常的な日本語にしようと心がけた。それでも読みずらい点があるとすれば、それは訳者の能力の問題とお考え頂きたい。また章ごとのタイトルは原文にはついていなかったが、読みやすさを考え、訳者がその内容から適当につけたしたことを付言しておく。

最後に訳出の過程でさまざまな方々にお世話頂いたことをここに感謝申し上げたい。特に原稿の読みづらい点を指摘して頂いた安井順郎先生、イタリア語の読み方についてご指導頂いたイタリア大使館の清水敏雄氏、参考文献の情報を提供して頂いた広田伊蘇夫先生、出版の労をとって頂いた悠久書房の吉森次郎氏に心からお礼を申し上げたい。

一九八五年盛夏　　訳者

訳者あとがき、再び

本書が再版されることを機に、若干の自己の思いを記して、訳者の本書へのあとがきにかえたいと思う。

本書が出版されてすでに二〇年がたとうとしている。訳者が序に述べたことが、わが国の精神科医療においてこの間どのように変わってきたのであろうか。当然のことながら、といってよいものか迷うが、残念であるが、イタリアでの精神科医療のすばらしい経験がわが国の中であまり生かされずに進んでいることを、まずは確認しなくてはならない。

それではこの二〇年の間日本の精神科医療はいったいどのように進んできたのであろうか。まずはその中心テーマとなる医療の地域化に焦点をあてて話を進めたい。

六〇年代後半にすでに精神科における地域医療がいわれるようになっていた。すなわち、受け皿の問題もあったが、高度経済成長により院外作業から就労という線上での地域への社会復帰が考えられたのであったが、そう簡単には地域はそれを迎え入れることはなかった。それは結果的には再び一般の人びとの「精神障害者はこわい、危険だ」ということに対する社会防衛的なもの、つまり、その当時政府が立法化しようとした保安処分へと導くものでしかなかった。

しかし、イタリアでは本書にあるようにバザーリアを中心とした精神科医療改革のなかで、一九七八年に法律一八〇号（精神科病院の解体を内容としたもの）が成立しているのだ。

その後も日本においては遅々として、本来の地域医療化は進まなかった。欧米の先進国においてすでに減少し続けている、医療の質を問う精神科病床数と在院日数はその後も増加しつづけていく。ここにおいて精神科病院と医療行政の方向性の破綻が白日のものとなり、精神科医療の地域化はこれまでの就労による社会復帰から、地域での生活の場の獲得によるものへと変化していくことになった。八〇年代は本書の序におけるように、まさしく日本経済の低成長期における医療費削減による精神科医療の再編合理化や、分極化が進んでいく方向性をもっていたと考えられる。

しかし、ここにおいて訳者のいう精神科病院の「合理化」は未だ進展していないが、「分極化」の面ではその後変化があった。ただし、より正確な表現を使うとすれば、精神科病院内での機能分化といった方がよい。けっして病院間の「分極化」ではない。すなわち、「急性期治療病床」、「一般病床」、「療養型病床」である。多くの精神科病院はこの三つをもつこととなり、さらには九〇年代後半には精神科医療の地域化に向けてという政府の施策の方向性とともに院内に社会復帰関連施設がつくられるようになる。こうして病院の重厚長大型の「デパート化」が始まる。すなわち、病院に行けば、入院から社会復帰までの様々なメニューを用意してくれているのである。

ここに述べられていることを表面的に理解すると、何となく精神科の病院も地域に向けた方向に変化してきているように見えるが、残念ながらそう簡単にそれを認めることはできない。すなわち、再びいわゆる悪徳病院事件として一九九七年には大和川病院事件、二〇〇一年には朝倉病院事件が起きているのである。地域医療化どころの騒ぎではなく、医療の質の問題が未だに問われなくてはならない状態があることを思い知るのである。

この二〇年間の現実は「危険な精神障害者からわが身を守る」という社会防衛的な方向性は依然として強固なものであり、そうそう簡単には医療費削減による再編合理化としては、未だ展開していっていないのである。つまり、経済上の問題は常に考慮しなくてはいけないであろうが、国の施策としてもとりえないでいるのだ。もちろんそこには、危険な人びとを〝治療する〟ということを担保にした日本精神科病院協会の政府に向けた政治力を念頭におかなければならない。

宇都宮病院に始まる一連の悪徳病院の社会的問題の中から、外国の様々な精神科関連領域からの日本の精神科医療への批判や非難により、日本の外国に弱い体質が現われ、一九八七年ついには精神保健法が登場することになった。

その後、精神保健法は障害者の福祉の向上を含めて、精神保健福祉法へと改訂されていく。このことから更に地域医療化への方向性が打ち出され、二〇〇二年には「新障害者プラン」が厚生労働省の「精神保健福祉対策本部」より提出されるまでになる。ここでは①普及啓発（精神疾患の正しい理解と当事者参加活動）②精神医療改革（機能分化による入院医療の質的向上、地域ケアの整備、病床数の減少の促進）③地域生活の支援（住居・雇用・相談の支援）④七万二〇〇〇人の早期退院の実現、を四つの重点施策としている。

ここでの施策の凝集していく方向性は、当然ながら精神障害者が地域での生活を可能にしていくものであるといってよい。しかし、この後の短い期間で上述のプランがどの程度達成されてきているかを勘案するとき、全体として真の地域医療化は様々に困難であることが予想されてしまうのである。

ましてやここにきて、二〇〇五年七月には当該患者一人当たり年間二〇〇〇万円の費用をかける心神喪失者等医療観察法が施行されている状況である。恐らくこれは、政府が意図していたかどうか分からないが、「危険な精神障害者」に関する部分の措置入院制度を精神保健福祉法からはずし、観察法の指定入院医療機関を公的病院にすることにより、より政府が自己の施策を行いやすくすることになると考えられる。つまり、これまで社会防衛の担保をとっていた主として民間病院の集まりである日本精神科病院協会の政治的圧力の低下を結果的に意味することになる。

そのような意味では、医療費削減のために、病床の削減を図りやすい状況を作ることになる可能性が生じてきている。しかしながら、また本来この観察法が意図しているといわれている精神科医療の底上げをはたして図れるものであろうか。残念であるが、それは困難といわざるをえない。なぜなら、今でさえマンパワーの劣悪さの中にある精神科医療にとって新たな入院施設をつくり、そこにスタッフを配置していくとすれば、ほかの医療機関が手薄にならざるをえない。当該患者も遠い施設での治療を余儀なくされるわけであり、本来の地域医療化にはつながらない。更にいえば、ここで費やされる経費は必ずや日本の精神科医療費のどこかにしわ寄せがくることになるのである。そして、その結果は地域医療の各条件への整備につかわれる費用を削減していくことになりかねないのである。

それに関連して、とは政府は絶対にいうつもりはないであろうが、精神保健福祉法三二条の精神科公費負担制度の改定がこの間提出され、成立している。すなわち、それぞれの障害者の代表的団体がすでに賛成していた三障害（身体・知的・精神）を統合した障害者自立支援法が登場し、そして、来年四月より施行されることになってしまったのだ。

これは私たちからみると外来の多くを占めるうつ病圏の当事者がその権利を失い、そのために診療抑制が働き、これまで以上に入院となるケースが増加するか、不幸にも自殺者の増加を招くことになると考えられる。

こうなると、せっかく、上述のプランのように精神科の地域医療化をすすめることで日本の精神科医療の質（さしあたって入院病床数と在院日数の低下）が図れるはずのものを、ここにおいて水泡に帰することになってしまうのではないか。また、政府にとっては医療費の削減を図りたいはずなのに、目先の削減からかえって将来増大へともたらしかねないのではないかと考える。したがって、ここにおいて精神保健福祉法三二条を廃止するのではなく、他の二障害とは異なり、あくまでも医療として考え、この運用をもっと厳密にすることにより費用の削減を考えるべきと思われる。これからの精神科の地域医療化を考えるとき、精神科診療所の役割が非常に重要となっていくと思われる。これまでの病院中心の地域医療化から診療所を主体としたものに変化させていくことが、医療費削減にもつながっていくことを政府は考えるべきである。にもかかわらず、公費負担削減の対象をへらし、精神科診療所の基盤を危うくすることによりむしろ地域医療化をさまたげてしまうことを恐れるべきなのである。

こうして政府側の様々な思惑や精神科医療者側の思い、また、当事者や国民の側の思いにもかかわらず必ずしも将来において精神科医療の地域化が順調に進展していくようには見えないのである。

さて、かくいう訳者が精神科医としていったい何をこの二〇年間においてやってきたのかについて語ることで拙文を終わりとしたい。

精神科病院にその後一〇年間ほど勤めることになり、病棟の民主化を図りつつ、開かれた病院を目指した。すなわち、県下で初めてのデイケアを創設し、また、病院の開放化率を高める。また、グループホームを街の中につくろうとしたが、地域住民に反対され挫折することがあった。いかに日本での偏見・差別が根強いかを経験することとなった。その後、経営者が院長につくと同時にそこをやめ、隣市に開業することになった。地域に開かれた敷居の低いクリニックを目指し、できるだけ入院せず地域で暮せるようまずはデイケアを開設した。不登校例を中心とした事例検討会を地域の小・中・高の養護の先生たちと立ち上げる。またこれまでの経験をふまえ、不登校児の親たちと不登校を考える会をつくる。同時に障害者の家族会をつくる。更に、一般を対象に年に二回講演会とミニコンサートの会を開催する。

また二〇〇二年にはグループホーム「ハーモニー」を、その翌年には地域生活支援センター「ヌアリーベ」を、同年授産施設「リベルタ」を設立。本年再びグループホーム「ゆいあい」を開設する。

これらはすべて街の中にあり、地域の中で成り立っている。それぞれ地域住民からの若干の反対があったが、病院勤務時代の経験を生かし、何とかそれをのり越えてやってきている。

クリニックを開業した当初より、できる限り地域で当事者が生活ができるように、をモットーとしてやってきた。生活支援センターがあることにより当事者の地域での生活へ向け、格段の前進が認められるようになる。それまで、私たち医療者がデイケアを含めると一日一〇〇名ほどの利用者をみるため余りにも忙しく、当事者、家族と私たちとの関係だけで、それもクリニックの中でのみのつき合いとなってしまっていた。それが支援センターが加わることにより、それまで入退院をくり返されざるをえなかった躁うつ病の当事者、処置困難例といえる統合失調症の当事者、自殺未遂がくり返される境界型人格障害の当事者、等々が何とか入院せずに地域での生活が可能となっている。このことを私たちは目のあたりにしたのである。もっとも、中には残念ながら入院せざるをえない当事者の人たちもいるが。

そして、今ここで書きながらはっきりと私の目に浮かぶのは、その後のイタリアの精神科医療改革もなかなか困難であるようだが、トリエステであり、パルマのコロルノのできごとなのである。

最後になってしまったが、このあとがきができるのを辛抱強く待って頂いた社会評論社の新孝一氏に対して感謝を申し上げたい。

二〇〇五年　秋が深まる中　訳者

[訳者紹介]

半田文穂（はんだ・ふみお）

1942年生まれ。医療法人唯愛会桐の木クリニック院長。群馬県精神神経科診療所協会会長

東京大学農学部卒、群馬大学医学部卒

1977～78年、ドイツ・ハノーファー医科大学客員研究員

1980～94年、群馬・西毛病院副院長

1994年より現職

訳書『精神医学の変革』（E・ヴルフ、紀伊國屋書店）

イタリアの精神科医療改革、不登校のテーマを主に、論文多数

[新装改訂版] 自由こそ治療だ イタリア精神病院解体のレポート

2013年７月25日　初版第１刷発行

著　者――ジル・シュミット

訳　者――半田文穂

装　幀――後藤トシノブ

発行人――松田健二

発行所――株式会社社会評論社

東京都文京区本郷2-3-10

☎03(3814)3861　FAX.03(3818)2808

http://www.shahyo.com

印刷・製本――スマイル企画＋倉敷印刷株式会社

Printed in japan